Anne-Céline Zieba-Deman

Les troubles de l'oralité alimentaire chez les enfants déficients

Anne-Céline Zieba-Deman

Les troubles de l'oralité alimentaire chez les enfants déficients

Elaboration d'un livret afin d'aider au repérage et
à la prise en charge de ces troubles

Presses Académiques Francophones

Impressum / Mentions légales

Bibliografische Information der Deutschen Nationalbibliothek: Die Deutsche Nationalbibliothek verzeichnet diese Publikation in der Deutschen Nationalbibliografie; detaillierte bibliografische Daten sind im Internet über http://dnb.d-nb.de abrufbar.

Alle in diesem Buch genannten Marken und Produktnamen unterliegen warenzeichen-, marken- oder patentrechtlichem Schutz bzw. sind Warenzeichen oder eingetragene Warenzeichen der jeweiligen Inhaber. Die Wiedergabe von Marken, Produktnamen, Gebrauchsnamen, Handelsnamen, Warenbezeichnungen u.s.w. in diesem Werk berechtigt auch ohne besondere Kennzeichnung nicht zu der Annahme, dass solche Namen im Sinne der Warenzeichen- und Markenschutzgesetzgebung als frei zu betrachten wären und daher von jedermann benutzt werden dürften.

Information bibliographique publiée par la Deutsche Nationalbibliothek: La Deutsche Nationalbibliothek inscrit cette publication à la Deutsche Nationalbibliografie; des données bibliographiques détaillées sont disponibles sur internet à l'adresse http://dnb.d-nb.de.

Toutes marques et noms de produits mentionnés dans ce livre demeurent sous la protection des marques, des marques déposées et des brevets, et sont des marques ou des marques déposées de leurs détenteurs respectifs. L'utilisation des marques, noms de produits, noms communs, noms commerciaux, descriptions de produits, etc, même sans qu'ils soient mentionnés de façon particulière dans ce livre ne signifie en aucune façon que ces noms peuvent être utilisés sans restriction à l'égard de la législation pour la protection des marques et des marques déposées et pourraient donc être utilisés par quiconque.

Coverbild / Photo de couverture: www.ingimage.com

Verlag / Editeur:
Presses Académiques Francophones
ist ein Imprint der / est une marque déposée de
AV Akademikerverlag GmbH & Co. KG
Heinrich-Böcking-Str. 6-8, 66121 Saarbrücken, Deutschland / Allemagne
Email: info@presses-academiques.com

Herstellung: siehe letzte Seite /
Impression: voir la dernière page
ISBN: 978-3-8381-7774-8

Université de Nantes
Unité de Formation et de Recherche - Médecine et Techniques Médicales
ANNEE UNIVERSITAIRE 2007-2008

Mémoire pour l'obtention du
Diplôme de Capacité d'Orthophoniste
présenté par

ZIEBA Anne-Céline
Née le 10 aout 1986

Les troubles de l'oralité alimentaire chez les enfants déficients

Elaboration d'un livret afin d'aider au repérage et à la prise en charge de ces troubles

Président du Jury : Monsieur MAHE Jean-Yves, Docteur
Directrice du Mémoire : Madame HERCENT Sophie, Orthophoniste
Membre du Jury : Madame MANIEZ Carole, Orthophoniste

« Par délibération du Conseil en date du 7 mars 1962, la Faculté a arrêté que les opinions émises dans les dissertations qui lui seront présentées doivent être considérées comme propres à leurs auteurs et qu'elle n'entend leur donner aucune approbation ni improbation »

A Pascal, mon ange en marinière...

REMERCIEMENTS

En préambule à ce mémoire, je tiens à exprimer ma gratitude à:

-Mme Hercent, ma directrice de mémoire et M. Le Docteur Mahé, président de mon jury pour avoir accepté ce rôle et m'avoir encadrée

-Mme Maniez, orthophoniste de l'Institut Médico-Educatif de Loos qui m'a accueillie en stage pendant toute l'année et qui, par ses conseils et son investissement, m'a accompagnée dans le cheminement nécessaire à la réalisation de ce mémoire

-Tous mes maîtres de stage qui m'ont fait partager leur expérience

-Toutes les équipes éducatives de l'IME de Loos pour leur contribution à mon projet

Plus personnellement, je souhaite adresser mes plus sincères remerciements à :

-Mes parents, pour leur disponibilité, leur confiance et leur soutien sans faille

- Jean-François, pour les moments de détente qui ont été indispensables,

-Stéphane, pour ses précieux conseils informatiques et sa patience sans limite

-Mon parrain, qui a toujours cru en moi et a été présent pendant ces quatre années d'études nantaises

-François, qui même dans les moments de doute, par sa présence et sa tendresse a fait en sorte que je souris

Enfin, mes pensées les plus chaleureuses vont à tous les enfants de l'IME, qui m'ont acceptée auprès d'eux et qui m'ont appris, à leur façon, ce que sont les troubles de l'oralité alimentaire, et comment les surmonter.

SOMMAIRE

Sommaire

INDEX DES FIGURES

INTRODUCTION

Quand un enfant souffre d'une déficience, motrice, intellectuelle ou sensorielle, tous les actes de la vie quotidienne peuvent devenir plus difficiles à réaliser et être source de difficultés.

Un enfant qui mange bien est souvent considéré comme un enfant en bonne santé. On comprend alors l'angoisse ou le sentiment de culpabilité qui peut naître, quand un enfant déficient ne s'alimente pas correctement.

Refus de tout aliment, des morceaux, lié à une hypersensibilité au niveau de la bouche, difficulté à mastiquer, à fermer la bouche... des difficultés alimentaires sont fréquemment rencontrées par l'entourage, familial ou professionnel des enfants.

C'est alors qu'intervient parfois l'orthophoniste. Son intervention recouvre plusieurs facettes : prévention, accompagnement parental, prise en charge des troubles installés. Grâce aux programmes de stimulation des troubles de l'oralité dans les services de néonatalogie, la prévention et la prise en charge précoce des troubles sont des pratiques qui commencent à être connues et reconnues. Cependant, tous les enfants qui pourraient en tirer bénéfice n'y ont pas accès.

Les professionnels entourant l'enfant, tout comme les familles, ainsi que les orthophonistes peuvent être demandeurs de conseils afin de repérer et de d'aider les enfants présentant ces troubles. Le but de notre mémoire est donc de regrouper, au sein d'un livret, des informations et des idées concrètes afin de fournir aux professionnels, voire aux parents, confrontés à ces difficultés des renseignements sur les troubles des fonctions alimentaires.

Pour cela, dans une partie théorique, après avoir présenté l'oralité alimentaire, nous en reprendrons les différentes étapes de son développement. Des particularités de l'oralité du fœtus et du nourrisson à l'oralité secondaire, qui est celle de l'adulte, les étapes à franchir seront décrites. Cela permettra de mieux comprendre comment des troubles des fonctions alimentaires peuvent apparaitre. Une fois ces troubles présentés, nous décrirons les possibilités de prise en charge qui peuvent être envisagées.

A partir de ces informations, nous avons élaboré un livret. La réalisation du livret, prenant appui sur des observations d'enfants présentant des troubles de ce type, sera décrite dans la partie pratique de ce mémoire.

Partie théorique

CHAPITRE 1 : L'ORALITE

1   Définition de l'oralité

L'oralité est « une notion issue du vocabulaire psychanalytique, qui regroupe l'ensemble des fonctions orales, c'est-à-dire dévolues à la bouche. » [1]

Cette notion d'oralité englobe à la fois les fonctions de respiration, d'alimentation, de perception tactile et gustative, de relation et d'expression (mimique et phonation). L'oralité engage ainsi les organes respiratoires, les organes des sens (du toucher et de la peau) et les organes de la phonation, qui tous s'inscrivent dans un processus de maturation gnoso-praxique corticale. De nombreuses structures dont les mécanismes sont complexes, sont donc mises en jeu sur les plans sensoriel, moteur, neuro-intégratif, hormonal, digestif et central.

On distingue l'oralité primaire, du stade embryonnaire jusqu'à un an, et l'oralité secondaire dès un an.

2   Les différentes dimensions de l'oralité

La notion d'oralité englobe l'ensemble des activités orales, c'est-à-dire réalisées par la bouche. Cela ne se limite pas à la fonction d'ingestion alimentaire.

De plus, si l'acte alimentaire permet la satisfaction de la fonction nutritive vitale, se nourrir recouvre d'autres enjeux, psychologiques, sociaux et culturels.

2.1   Le but alimentaire

La fonction alimentaire correspond à une pulsion d'auto-conservation, dans un but d'ingestion et d'incorporation des aliments. Freud désigne par le terme de pulsion d'auto-conservation l'ensemble des besoins liés aux fonctions corporelles nécessaires à la conservation de la vie de l'individu, la faim en constitue le prototype. L'incorporation de nourriture comble la sensation désagréable de vide engendré par la faim.

---

[1] ABADIE V. (2004) Troubles de l'oralité du jeune enfant, in Les troubles de l'oralité alimentaire chez l'enfant, Rééducation orthophonique, n°220, Paris, pp 55-68

13

Le nourrisson a faim mais ne peut subvenir à son besoin. La mère va offrir le sein et apaiser ainsi la tension de la faim. L'enfant vit sa première expérience de satisfaction, qui concerne donc d'abord un besoin vital, biologique.

Se nourrir va très rapidement dépasser la simple satisfaction du besoin nutritionnel. Dans toute situation de nourrissage, l'enfant expérimente bien plus que la satisfaction alimentaire.

La situation d'allaitement, au sein ou au biberon est l'un des pôles essentiels de la relation mère-bébé.

2.2   Pôle de la relation mère-bébé

C'est dans le nourrissage que vont s'engager et se nouer de façon privilégiée les premiers échanges interactifs entre la mère et l'enfant. Ces échanges sont indispensables au bon développement du bébé.

La naissance a mis fin au lien foeto-maternel et instaure une nouvelle relation mère-enfant, dans laquelle la fonction alimentaire joue un rôle de médiateur.

L'enfant recherche et se dirige vers le sein de sa mère pour y trouver réponse à ses tensions physiques engendrées par la faim. La mère se sent reconnue par son enfant et répond à son besoin de remplissage, tandis que l'enfant lui apporte une compensation à la sensation de vide maternel, secondaire à l'accouchement.

2.3   Le plaisir du nourrissage

A la fonction alimentaire est attaché un plaisir que l'enfant éprouve, dans la situation particulièrement réconfortante de la tétée. Se nourrir est alors source de plaisir à plusieurs niveaux : plaisir de la bouche, satisfaction liée à l'écoulement du lait tiède dans le haut tractus digestif et enfin, sensation agréable de replétion gastrique.

La bouche, lieu des réflexes les plus élémentaires devient progressivement, par la répétition de l'action de succion-déglutition, le lieu d'émergence du calme et de la sécurité, puis un trait d'union privilégié avec l'environnement de l'enfant.

En effet, la bouche est un organe de perception et d'exploration tactile. Avec la bouche commence la perception.

2.4   Un moment de perception

Lors de l'allaitement, s'ajoute à la rencontre bouche-mamelon (ou tétine de biberon), le fait que le nouveau-né agrippe sa mère par le regard et par la main.

2.4.1   La bouche

La bouche est pour le nouveau-né un organe de perception et d'exploration tactile. Cet organe a la même origine embryologique que l'épiderme. Au cours de l'embryogenèse, une partie des cellules se sont internalisées pour devenir la muqueuse qui couvre le palais, le voile du palais, la langue et la face interne des joues.

Cela confère à la bouche une connotation sensorielle proche du tact.

Il s'agit d'une perception de contact et non une perception à distance comme la perception visuelle. La rencontre bouche-mamelon est précurseur d'autres interpénétrations, notamment celle de leur regard.

2.4.2   Le regard

Au moment de l'allaitement, l'enfant porte toute son attention sur les yeux de sa mère. Il ne regarde pas le sein ou le biberon mais les yeux et le visage de la personne le nourrissant. Il la dévore des yeux.

Selon Winnicott, quand l'enfant regarde le visage de sa mère, il voit son propre reflet dans le regard de sa mère. Cet accrochage du regard correspond au stade du miroir préverbal décrit par l'auteur.

2.4.3   La main

Pendant la tétée, le nouveau-né agrippe sa mère par le regard mais aussi par la main. Tenu dans les bras de sa mère, le bébé enserre le mamelon de sa bouche, et en même temps, il agrippe de sa main le doigt de sa mère.

2.5   L'acte alimentaire, un acte d'incorporation

En période d'oralité primaire, le lait représente le nutriment de confiance, temps buccal et temps de déglutition forment une séquence unique, le réflexe de succion-déglutition.

La transition progressive pour l'alimentation solide nécessite un certain consentement au risque. En effet, alors que chez le nourrisson, la déglutition est dominée par l'aspect réflexe, quand l'enfant grandit et que son alimentation se diversifie, il acquiert la capacité de décider s'il va déglutir ou non.

La bouche devient une cavité médiatrice, entre le dehors et l'intimité intestinale. L'aliment introduit dans la bouche sera sélectionné par la gustation, puis accepté ou refusé.

Manger est alors un acte symbolique. Rejeter, cracher est l'équivalent du « non ». Par contre, avaler, déglutir, c'est faire soi du nutriment.

Incorporer un aliment, c'est incorporer tout ou une partie de ses propriétés. Nous devenons ce que nous mangeons. C'est l'aspect métabolique de l'ingestion de l'aliment.

La diversification et le changement alimentaire est une tendance naturelle chez l'omnivore, cependant tout aliment nouveau, inconnu, de goût et de consistance différente du lait peut être potentiellement dangereux. C'est le paradoxe de l'omnivore. Celui-ci se localise aussi entre deux situations opposées : la néophobie alimentaire et la néophilie alimentaire

L'angoisse buccale est majorée par l'utilisation des dents, organe destructeur, écraseur et triturant.

2.6   Un aspect symbolique et culturel

L'aliment revêt également un aspect symbolique et culturel. L'aliment est porteur de sens, il ne se contente pas de nourrir le corps, il alimente l'imaginaire, son côté symbolique engage profondément l'affectivité.

Chaque culture possède des codes, des usages concernant l'alimentation. Les aliments consommés ne le sont pas arbitrairement. Le comestible et le non comestible est en partie définit culturellement. Nous mangeons donc par l'intermédiaire de règles et de prescriptions culturelles. L'être humain a inventé une pratique spécifique pour agrémenter au mieux les aliments: la cuisine, véritable démarche culturelle de transformation de l'aliment cru en aliment cuit.

Le mangeur se situe donc dans un système culinaire et culturel, et se place alors par rapport à un groupe de référence. Il s'y intègre ou s'en différencie. Le repas est un moment privilégié pour cette intégration. Symbole de convivialité, le repas permet l'établissement de liens entre l'enfant et ses pairs dans le cadre d'une référence au groupe social. Adopter ou partager le comportement alimentaire d'un groupe socioculturel signifie l'adhésion implicite aux valeurs morales ou politico-religieuses du groupe.

3   Une bouche pour respirer, manger, parler et explorer

« La bouche se situe à un carrefour anatomo-fonctionnel, elle participe aux fonctions de digestion, de gustation, de phonation et de respiration. »[2]

3.1   La bouche, organe d'exploration

Lorsque le nourrisson commence à découvrir le monde qui l'entoure, il utilise la bouche comme principal organe d'exploration. Il met alors tout ce qui est à sa portée dans sa bouche, d'abord les parties de son corps, puis des objets. En suçant, en mordillant, il en découvre les qualités. Ce comportement de mise à la bouche est indispensable au cours du stade sensori-moteur. La bouche permet à l'enfant d'intégrer tout un ensemble de perceptions.

Ces informations vont lui permettre de construire ses premières connaissances sur le monde et à développer son intelligence. La bouche peut donc être considérée comme un organe cognitif, ayant une fonction d'apprentissage et permettant à l'enfant d'agir sur son environnement.

3.2   La bouche, pour parler, pour manger

Respirer et se nourrir sont les deux fonctions principales d'autoconservation. La bouche va permettre au bébé de satisfaire ces deux besoins vitaux. Cependant, en dehors des cris, la respiration de nouveau-né est nasale jusqu'à l'âge de 2 mois.

La naissance représente le passage brutal de la vie intra-utérine, en milieu aqueux et en totale dépendance vis-à-vis de la mère, à une vie aérienne autonome.

Les échanges respiratoires et nutritionnels, assurés chez le fœtus par le placenta sont brusquement interrompus par le clampage du cordon ombilical. L'interruption de la circulation placentaire provoque une hypoxie, c'est-à-dire une insuffisance d'oxygénation des tissus. Cela va conduire, associé aux stimuli physiques et mécaniques de l'expulsion, au déclenchement de la première inspiration active. Le liquide alvéolaire est chassé des

---

[2] MERCIER A. (2004) La nutrition entérale ou l'oralité troublée, in Les troubles de l'oralité alimentaire chez l'enfant, Rééducation orthophonique, n°220, Paris pp.31-44

poumons, l'air remplit les alvéoles et un rythme respiratoire régulier s'installe. Le rythme respiratoire normal chez le nouveau-né est de 40 à 45 mouvements par minute.

Ces changements doivent se produire de façon quasi simultanée au moment de la naissance. Tout retard, toute anomalie dans leur réalisation peuvent être à l'origine de troubles graves.

L'enfant ne respire pas que pour vivre, il respire également pour crier. Le cri, premier signe de vie du nouveau-né, constitue également la première expression de soi. Il est l'amorce de la communication, autre besoin humain, essentiel à la vie.

C'est par les cris et les pleurs que l'enfant entre en communication. C'est le stade des vocalisations réflexes ou quasi-réflexes, où se mêlent cris et sons végétatifs (bâillements, gémissements, soupirs, raclements). C'est la mère qui attribue du sens à ces cris. Elle les interprète comme un signal de faim ou de détresse.

Cris et succion sont donc très liés, le bébé crie car il a un besoin oral non satisfait, puis il tète pour satisfaire ce besoin. Cette relation, très précoce, met en évidence l'existence de deux oralités, l'oralité alimentaire et l'oralité préverbale puis verbale.

Oralité alimentaire et oralité préverbale puis verbale vont se développer progressivement. Le passage de l'oralité primaire à l'oralité secondaire sera marqué par l'utilisation de la cuillère lors de l'alimentation

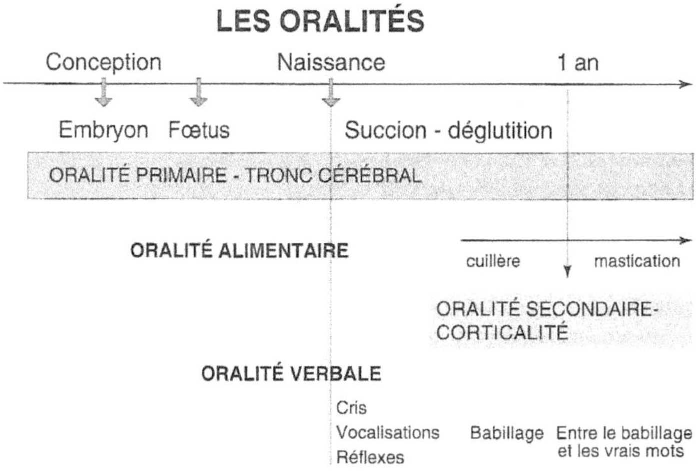

LES ORALITÉS

Conception	Naissance	1 an

Embryon   Fœtus   Succion - déglutition

ORALITÉ PRIMAIRE - TRONC CÉRÉBRAL

ORALITÉ ALIMENTAIRE   cuillère   mastication

ORALITÉ SECONDAIRE-
CORTICALITÉ

ORALITÉ VERBALE

Cris
Vocalisations   Babillage   Entre le babillage
Réflexes   et les vrais mots

Figure 1 Les oralités alimentaire et verbale

(Thibault, 2007)

CHAPITRE 2 : LE DEVELOPPEMENT DE L'ORALITE PRIMAIRE

1   La succion déglutition fœtale

La cavité bucco-nasale également appelée stomodaeum se met en place au cours des deux premiers mois de l'embryogenèse. Les structures orales de l'embryon se construisent petit à petit, aux dépens des bourgeons ectodermiques faciaux qui convergent, fusionnent et s'uniformisent.

« La fonction orale est la première fonction motrice à se mettre en place et s'organiser chez le fœtus humain. Le réflexe de succion apparaît le premier » [3]

Dès la septième semaine embryonnaire, le tronc cérébral reçoit les premières afférences sensorielles en provenance de la zone oro-pharyngée
Lors de la neuvième semaine, la tête se redresse et l'embryon réalise ses premières séquences motrices orales.
A la dixième semaine, les lèvres s'entrouvrent et la langue sort pour toucher la main : il s'agit du réflexe de Hooker. Cette séquence auto-érotique est la première manifestation d'exploration, l'embryon devient alors fœtus.
On note l'apparition des premiers mouvements antéro-postérieurs de succion.

La déglutition apparaîtra quant à elle entre la douzième et la quinzième semaine. La succion joue un rôle sur le développement de la déglutition et permet une bonne croissance de la cavité buccale.

Pendant le reste de sa vie fœtale, le fœtus va devoir rôder et entraîner le couple «succion-déglutition », soit en suçant ses doigts ou ses orteils, soit en déglutissant le liquide amniotique, afin que cet automatisme acquière une efficacité optimale à la naissance.

Au moment du terme, il est estimé que le fœtus déglutit jusqu'à trois litres de liquide amniotique par vingt-quatre heures.

---

[3] THIBAULT C. (2007) Orthophonie et oralité ,la sphère oro-faciale de l'enfant
Elsevier Masson

2 La succion-déglutition-ventilation du nouveau né

A la naissance, la ventilation s'ajoute au réflexe de succion-déglutition déjà en place. Avec le premier cri, le nouveau-né remplit ses poumons d'air et respire pour la première fois.

« La déglutition néonatale apparait comme un important marqueur qualitatif de la maturation du tronc cérébral, principal centre des fonctions vitales en particulier de la fonction respiratoire et de sa régulation. » [4]. Elle constitue un marqueur qualitatif de maturation et d'autonomie néonatale du nourrisson et requiert l'intégrité de tous les noyaux moteurs et du tronc cérébral.

La coordination succion-déglutition-respiration a pour but de minimiser les fausses routes et d'optimiser les échanges gazeux d'oxygène et de dioxyde de carbone. (Lau, 2007) Cette coordination est supposée atteinte si pendant la tétée, il n'y a pas d'épisode de désaturation, de bradycardie ou d'apnée.

Cependant le succès d'une tétée orale ne dépend pas uniquement de la bonne coordination succion-déglutition-respiration. Le comportement du nourrisson, l'environnement du service hospitalier, la méthode par laquelle le lait est offert à l'enfant sont d'autres facteurs jouant un rôle dans la réussite de l'alimentation par voie orale.

Des études concernant les enfants prématurés ont permis de déterminer avec précision à partir de quel âge la coordination succion-déglutition-ventilation se met en place.

On différencie alors la succion nutritive, lors de l'ingestion de lait, et la succion non-nutritive. Selon Provasi (1988) et d'autres auteurs, ces deux modes de succion diffèrent par leur organisation temporelle.

2.1 La succion non-nutritive

La succion non-nutritive n'implique ni déglutition, ni fermeture du larynx. Elle apparaît tôt, avec un profil proche de celui de l'enfant à terme, dès la 27-28ème semaine de gestation. Elle est déclenchée par une tétine, un objet mis en bouche.

[4] ABADIE V., CHAMPAGNAT J., FORTIN G. et COULY G. (1999) Succion-déglutition-ventilation et gènes du développement du tronc cérébral in Archives de Pédiatrie Volume 6, Issue 10, pp 1043-1047

La succion non nutritive est une alternance de « rafales » de succion *et* de période de repos. Le rythme des succions en rafale est plus élevée (environ deux fois) que dans le mode nutritif. Seuls les humains manifestent le comportement de succion avec pauses. Il est absent chez les autres mammifères.

La succion non-nutritive n'est pas affectée par l'alimentation ni la sensation de satiété.

Elle est utilisée par le bébé pour explorer son environnement. Elle lui apporte également, plaisir oral et réconfort. Elle joue aussi un rôle dans la maturation de la coordination antre la succion et la respiration, tout en maintenant une stabilité du rythme cardiaque et une saturation en oxygène suffisante.

On peut observer des nouveau-nés, qui tète sans difficulté une sucette, mais qui ne parviennent pas à boire le lait proposé au biberon. Cette apparente contradiction n'en est pas une quand on compare succion non-nutritive et succion nutritive

2.2   La succion nutritive

En effet, la succion nutritive exige une parfaite coordination entre les fonctions de succion, déglutition et ventilation. Elle commence à apparaître vers 33-34 semaines d'âge gestationnel, pour atteindre son profil

Le réflexe de succion nutritive est déclenché par les récepteurs tactiles péribuccaux qui reçoivent les afférences sensorielles gustatives et olfactives, ainsi que les stimuli provenant de l'hypothalamus et du tube digestif.

Des études réalisées notamment par Howie (1981) ont mis en évidence que lors d'une tétée de quinze minutes environ, les quatre premières minutes permettent l'essentiel de la prise de lait, et représentent donc l'épisode de succion nutritive. Les minutes qui suivent ont peu de rôle nutritif, le nourrisson n'absorbant qu'entre 5 à 10 grammes de lait, et ce avec des intervalles de pauses, d'endormissements, d'épisodes de succion non nutritive.

Selon Bullinger, « le mécanisme de succion fait partie d'une chaine de composants sensori-moteurs. »[5] Lors de la situation d'alimentation, la succion est associée à la posture, la déglutition, la satiété, le tout pour aboutir à l'aspect de plaisir qui accompagne normalement la situation d'alimentation.

Il faut souligner que la désorganisation d'un de ces éléments aura des répercussions sur les autres composants de la chaîne et entraînera une perturbation de la situation globale sensori-motrice de l'alimentation.

Le réflexe de succion, réflexe humain le plus précoce, s'accompagne de plusieurs autres réflexes oraux.

3   Les réflexes oro-faciaux chez le bébé sain à partir de 34 semaines d'âge gestationnel

A la naissance, la motricité du nouveau-né est caractérisée par la présence de réactions réflexes dites archaïques. Au bout de quelques mois, ces comportements moteurs réflexes disparaissent, inhibés par la maturation neurologique.

Un réflexe est un acte moteur involontaire déclenché par une stimulation particulière.

Au niveau de la sphère orale, les réflexes présents à la naissance seront qualifiés d'aptitudes motrices (Nowak et al., 2005), puisqu'ils pourront être entraînés par une stimulation adéquate ou au contraire inhibés par une désensibilisation progressive. Suivant son état neuropsychologique et le moment où on les recherche, l'enfant peut ne pas répondre. On observera mieux les aptitudes oro-faciales avant le repas, car l'enfant, ayant envie de manger, est alors plus réflexif.

L'observation des réflexes oro-faciaux et des aptitudes motrices de l'enfant sont nécessaires à l'évaluation de sa motricité bucco-faciale. Il conviendra d'observer également la mimique et la qualité tonique des joues, lèves et langue, la succion-déglutition et la respiration.

On peut distinguer trois types de « réflexes » qui sont les réflexes normaux, les réflexes primaires, servant de point d'appui au développement et qui seront inhibés, et un réflexe archaïque appelé réflexe de morsure.

---

[5] BULLINGER A. (2004) Le développement sensori-moteur de l'enfant et ses avatars : un parcours de recherche Editions Erès

3.1 Les réflexes normaux

3.1.1 Le réflexe nauséeux

Le réflexe nauséeux ou de vomissement est une réaction de protection normale. Il est, selon Senez, le processus inverse d'une déglutition.

Il consiste en une protrusion de la langue, de la tête et de la mâchoire, en des contractions du voile et en des mouvements verticaux du pharynx et du larynx.

Il se déclenche lorsqu'on introduit le doigt aux deux tiers du palais dur, au niveau des piliers et de la base de langue.

Ce réflexe apparaît vers 27-28 semaines de gestation. Il augmente vers 40 semaines puis diminue pour atteindre aux alentours de 6 mois post-partum le niveau observé chez les adultes.

Chez le bébé, cet automatisme va se déclencher dès qu'une substance différente du lait, en consistance, en température ou en goût va entrer en contact avec la bouche.

Chez l'adulte, le rôle du nauséeux est de ne pas avaler une substance reconnue au niveau gustatif comme impropre à la consommation, alors que le processus de déglutition et déjà déclenché. C'est donc une réponse à une stimulation nociceptive.

Chez le bébé prématuré, le réflexe nauséeux est habituellement très vif et antérieur dans la cavité buccale. L'entraînement à la succion et la maturation neurologique vont l'inhiber progressivement. La période de 0 à 6 mois est considérée comme primordiale pour le recul de ce réflexe car passé ce délai, l'enfant ne pourra le réaliser spontanément.

Grâce à ce réflexe, on peut mettre en évidence la qualité de la sensibilité intra-buccale.

Si le réflexe se déclenche dès la stimulation des lèvres ou dans le premier tiers du palais, il y a hypersensibilité.

Si le réflexe ne se déclenche pas, il y a hyposensibilité, ce qui risque d'entraîner des fausses routes.

3.1.2 Le réflexe pharyngé

Il consiste en une contraction spasmodique des muscles constricteurs du pharynx et du voile du palais, avec réaction nauséeuse, provoquée normalement par l'attouchement de la luette ou l'abaissement de la langue.

C'est le premier réflexe de la déglutition automatique permettant la vidange continue du contenu pharyngé notamment salivaire. Il est étroitement intriqué avec le réflexe laryngé et l'inhibition de la respiration lors du temps pharyngien de la déglutition.
Son dysfonctionnement peut être à l'origine de fausses routes.

3.1.3 Le réflexe de toux

C'est le seul vrai réflexe au sens strict du terme qui ne sera pas inhibé par la maturation neurologique.
Il est cependant aboli en cas de troubles de la sensibilité ce qui met le sujet en grande difficulté. En effet, ce réflexe est un réflexe de protection contre les fausses routes laryngées.

3.2   Les réflexes primaires

3.2.1 Le réflexe de succion

Il est essentiel pour une alimentation orale chez le nouveau-né. La succion apparaît entre 18 et 24 semaines d'AG, entre le deuxième et troisième trimestre de gestation. Il s'agit d'un automatisme réflexe de centre bulbo-protubérantiel, déclenché par toute stimulation orale exercée sur la partie médiane de la langue. Les lèvres se resserrent, la langue se positionne en gouttière alors que s'amorcent des mouvements antéro-postérieurs d'aspiration rythmée.

Dans la pratique, on provoque ce réflexe en appuyant sur la partie supérieure de la langue ou en introduisant une tétine dans la bouche du nourrisson.
 Ce réflexe se transformera par la suite en schème moteur. L'inhibition de ce réflexe se réalise progressivement lors de la transition alimentaire, à partir de 6 mois.
L'absence de ce réflexe à la naissance chez un enfant à terme est signe de difficultés plus globales.

3.2.2   Le réflexe de pression alternative

C'est une composante de la succion. Lors des succions, on observe un geste qui consiste en une alternance d'ouverture et de fermeture verticale bien rythmée de la mandibule. Ce geste sert à faire pression sur le mamelon pour faire jaillir le lait. On parle également de réflexr de jaillissement.

3.2.3   Le réflexe des points cardinaux ou d'orientation

Cet automatisme est provoqué par une stimulation tactile de la zone péri-orale (lèvres, coin de la bouche ou joues). Le contact tactile provoque une rotation de la tête du coté de la stimulation.

Présent dès 32 semaines, cela permet au bébé de s'orienter vers la source nourricière. « Cet automatisme est une réponse à une stimulation tactile pour aller chercher le mamelon. Mais il ne faut pas oublier que l'odorat joue aussi un rôle essentiel dans son déclenchement.».

Cet automatisme qui peut être utilisé et stimulé afin d'aider les enfants polyhandicapé à boire au verre disparaît normalement entre 3 et 6 mois.

3.2.4   Le réflexe de fouissement

Il est étroitement lié au réflexe d'orientation. Il apparaît vers 32 semaines et augmente jusqu'au terme pour ensuite disparaître vers 3 mois post-partum.
Lorsque l'on exerce une pression appuyée sur la joue du bébé, en partant de l'oreille jusqu'à l'orbiculaire des lèvres, cela déclenche une rotation de la tête et de la bouche vers le côté stimulé.

3.2.5   Le réflexe de protrusion et d'avancement de la pointe de langue

L'attouchement de la partie antérieure de la langue provoque la protrusion de la langue. Présent à la naissance, ce réflexe diminue entre 4 et 6 mois, avec la maturation de la motricité orale, ce qui permet l'introduction de l'aliment avec une cuillère.

On observe que le réflexe de protrusion de langue est souvent présent chez les bébés prématurés ayant subis des agressions au niveau de la sphère orale. On assimile alors ce réflexe à un mécanisme de survie, destiné à repousser tout objet placé dans la bouche du bébé, afin d'éviter son inhalation.

3.2.6 L'automatisme de rotation de la langue

Présent à la naissance, cet automatisme est par la suite indispensable pour la mastication. Il est possible de l'exercer s'il n'est pas présent. Une stimulation du bord latéral gauche ou droit de la langue, proche de la pointe, entraine un mouvement latéral de la langue vers la stimulation. La langue du nouveau-né a donc une capacité de mobilité latérale, bien qu'elle ne travaille qu'en position symétrique lors des succions.

3.2.7 Le réflexe palmo-mentonnier

Une stimulation appuyée de la paume de la main du nouveau-né provoque la contraction des muscles de la houppe du menton.

3.2.8 La réponse de Babkin

Lorsque l'on presse les deux paumes de mains du nourrisson, celui-ci redresse la tête, ouvre la bouche et ferme les yeux. Ce réflexe disparaît très rapidement et n'excède pas l'âge de 4 mois. Comme le réflexe palmo-mentonnier, cela met en évidence le lien neurologique existant entre la bouche et la main.

3.2.9 Le réflexe de la moue

Egalement appelé « Snout reflexe », il est observé lorsque l'on exerce une légère percussion à la lèvre inférieure. Cela provoque chez le nouveau-né une protrusion des lèvres, entraînant une moue rapide.

3.2.10 Le réflexe cornéo-ptergygoïdien (ou cornéo mandibulaire)

La stimulation de la cornée entraîne un mouvement de diduction de la mâchoire inférieure homolatéral.

3.2.11 Le réflexe naso-inspiratoire

Il est observé quand on souffle sur le nez du nourrisson. Cela favorise la déglutiiton et permet à la langue d'être plaquée au palais.

3.2.12 Le réflexe de Moro

Le réflexe de Moro est une réaction immédiate et d'urgence qui se manifeste par l'ouverture des bras et des jambes en réponse à diverses sensations de stress (bruit fort et soudain, changement de lumière, toucher trop brutal, un vent fort sur le visage, la tête mise brutalement vers l'arrière…)

L'ouverture des membres s'accompagne d'un mouvement de tête vers l'arrière et d'une inspiration profonde. Après quelques instants dans cette position, le bébé ramène ses bras et ses jambes sur lui en expirant, ce qui le prépare à crier pour alerter son entourage. A la naissance, les sens du nouveau-né sont très sensibles, ce qui ne lui permet pas d'évaluer correctement la nature dangereuse ou non du stimulus.

Ce mécanisme de survie joue aussi un rôle prépondérant dans le développement respiratoire.

3.3 Un réflexe archaïque

3.2.1 Le réflexe de mordre

Il existe une phase de morsure réflexe vers 25 semaines de gestation. A la naissance cependant, il n'est véritablement présent qu'en cas de pathologie neurologique souvent sévère (IMC, polyhandicap…)

Lorsqu'on propose un doigt ou un petit objet entre les gencives de l'enfant, ses mâchoires se resserrent. Il nécessite une prise en charge intensive et très précoce de désensibilisation s'il n'est pas inhibé spontanément. En effet, ce réflexe de mordre peut entraver l'alimentation orale.

L'entraînement à la succion, qui est automatico-réflexe chez le nourrisson, ainsi que la maturation neurologique vont progressivement conduire à l'inhibition des réflexes primaires oraux.

Ces changements neurologiques vont s'accompagner de modifications anatomiques.

Cette évolution va s'illustrer par l'apparition d'une nouvelle stratégie alimentaire : le passage à l'alimentation à la cuillère.

La transition entre oralité primaire et oralité secondaire va se faire à partir du deuxième semestre de vie, et va durer entre un à deux ans.

CHAPITRE 3 : DE L'ORALITE PRIMAIRE A L'ORALITE SECONDAIRE

1   Les modifications neurologiques et anatomiques

1.1   Des changements anatomiques

On observe chez le nourrisson des modifications anatomiques telles que l'allongement du cou, qui est accompagné d'une descente du larynx. L'élargissement de la cavité buccale et du cavum va permettre de laisser plus d'espace pour la langue.

Le voile du palais, quant à lui, ne vient plus au contact du larynx lors de la déglutition, mais monte afin d'assurer l'occlusion du rhinopharynx.

1.2   La maturation neurologique et l'inhibition des réflexes primaires

A la naissance, le système nerveux central est structuré, pourtant la maturation neurologique n'est pas terminée.

1.2.1   Le système nerveux central (SNC)

Le SNC est constitué des deux hémisphères cérébraux, du tronc cérébral, du cervelet et de la moelle épinière.

Les hémisphères cérébraux correspondent à l'étage supérieur du SNC, qui est dédié aux fonctions supérieures, c'est-à-dire les fonctions cognitives, le langage, les mémoires et la motricité volontaire. Le cortex, également appelé substance grise est la couche superficielle des hémisphères cérébraux, où l'on trouve les corps cellulaires des neurones.

Les fonctions réflexes sont quant à elles régulées par l'étage inférieur, regroupant le tronc cérébral, le cervelet et la moelle épinière.

1.2.2   La myélinisation des fibres nerveuses

La myéline recouvre les fibres nerveuses afin d'assurer une conduction rapide de l'influx nerveux.

A la naissance, la myélinisation des fibres, commencée intra-utéro, est inachevée. Cela explique en partie l'incapacité motrice du nouveau-né. Le processus de formation de la myéline se poursuit pendant plusieurs années.

1.2.3 *Les connexions inter-neuronales*

Dès la première tétée, des connexions interneuronales vont s'établir, afin de permettre la mémorisation des sensations, au niveau du cortex, dans l'aire sensitive de la pariétale ascendante.

Les schémas moteurs seront stockés dans l'aire motrice de la frontale ascendante.

La mémorisation corticale va renforcer le fonctionnement de la succion, qui est, à l'origine, automatique.

La succion du nourrisson va, peu à peu, devenir plus efficace. En une semaine, il passera de 10cc absorbé par tétée, à 70cc environ, les tétées durant dix minutes en moyenne.

L'oralité primaire ne mettait en jeu que des structures neurologiques sous-corticales.

La maturation neurologique va conduire à l'intervention active des structures corticales et cognitives dans la phase orale de la déglutition. Cette étape de la déglutition sera alors volontaire.

On assiste ainsi à la corticalisation de l'oralité, c'est le passage à l'oralité secondaire.

Un équipement neurologique intact mais aussi des expériences sensori-motrices répétitives sont donc nécessaire au développement de l'oralité.

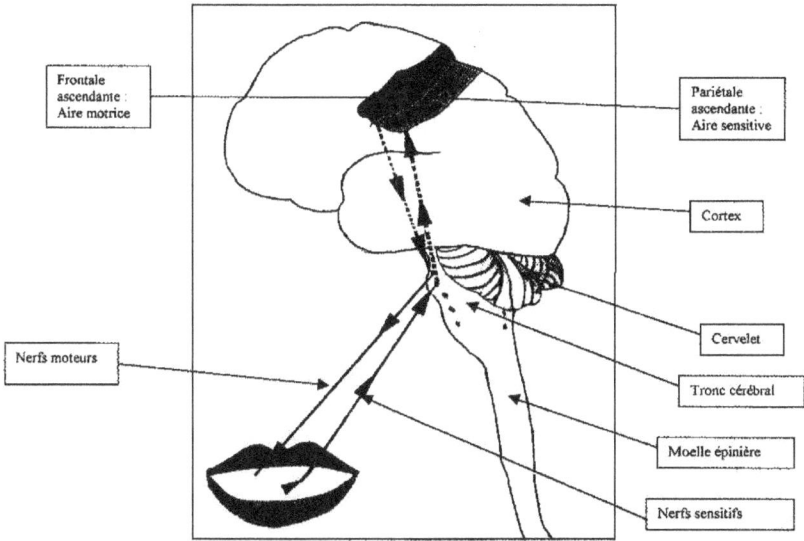

Figure 2 Inhibition des réflexes primaires. Mémorisation corticale
Le fonctionnement initialement automatique de la succion (flèches pleines) se renforce par la
mémorisation corticale (flèches en pointillés).
En flèches pleines : boucle sensori-motrice réflexe.
En flèches pleines et flèches en pointillé : la future boucle sensori-motrice volontaire
(Senez, 2002)

2   Motricité buccale et motricité globale

Senez (2002) rappelle que la motricité buccale et la motricité globale s'influencent
mutuellement tout au long du développement moteur de l'enfant.

On peut d'ailleurs mettre en parallèle l'évolution de l'alimentation, de la déglutition, du
langage et de la motricité.

Age (en mois)	Motricité	Langage	Préhension des aliments	Evolution des schémas de succion-déglutition		Texture
0-4	Asymétrie Flexion de la tête médiane	Production de vocalisation, de syllabes archaïques	Aspiration au sein ou au biberon	Suckling Téter	Succion déglutition réflexe	Liquide
4-6	Tient assis Contrôle de la tête	Babillage rudimentaire	Tétine Débuts à la cuillère Apprentissage boisson au verre Malaxage	Suckling téter	Diminution du réflexe de succion-déglutition	Liquide Semi-liquide/lisse
6-9	Rotation 4 pattes Debout	Babillage canonique	Tétine, Cuillère et verre Malaxage Début de mastication	Suckling Début du Sucking Mouvements linguaux latéraux	Début de dissociation entre succion et déglutition	Semi-liquide Mixé
9-12	Marche de coté	Babillage mixte	Cuillère et verre Malaxage > mastication	Suckling> sucking	Diduction mandibulaire Mouvements linguaux dans l'espace	Mixé Solide mou
12-18	Marche	Proto-langage Entre le babillage et les vrais mots	Cuillère+ verre Malaxage < mastication	Suckling< Sucking	Dissociation Langue-mandibule	Solide mou Solide dur
18-24	Marche	Premières phrases	Cuillère et verre Mastication et sucking	Succion déglutition indépendantes	Stabilité de la mandibule	Solide dur

Tableau 1 : Evolution motrice et fonctionnelle pour l'alimentation, la déglutition, le langage et la motricité entre 0 et 24 mois

(Thibault, 2007)

Le terme suckling désigne les mouvements antéro-postérieurs de la langue. Ils représentent les premiers schémas moteurs. Le sucking définit les mouvements de la langue allant du haut vers le bas. Ils apparaissent entre 6 et 9 mois car ils nécessitent que la musculature de l'enfant soit suffisamment développée.

Ces deux types de mouvements sont une étape vers la manipulation et la préparation du bol alimentaire.

L'évolution de l'oralité va être mise en évidence par le passage à l'alimentation à la cuillère, qui consiste en une nouvelle stratégie alimentaire

3   Passage à la cuillère et mastication

L'efficacité des afférences visuelles, l'ouverture appropriée de la bouche et la mise en œuvre des structures neurologiques de l'apprentissage sont nécessaires à la mise en place de la praxie complexe qui intervient lors de l'alimentation à la cuillère.

Le système des gnoso-praxies naissantes va permettre cette nouvelle stratégie alimentaire, qui va d'abord coexister avec l'oralité succionnelle primitive, afin d'assurer une passerelle entre oralité primaire et oralité secondaire ou de mastication.

L'enfant va apprendre par imitation à saisir par les lèvres, puis les dents, l'aliment proposé dans la cuillère.

Vers 4-5 mois, l'enfant va téter les aliments en utilisant un schème moteur de type succion. Il abandonnera ce temps de préparation buccale du nouveau-né, pour passer directement au temps buccal proprement dit. Il n'abandonne pas la succion pour autant, il va garder la double stratégie à sa disposition pendant au moins deux ans.

Puis, il va pouvoir mieux contrôler les aliments dans sa bouche, les mobiliser latéralement, les propulser vers les zones déclenchant la déglutition.

Il peut maintenant décider d'avaler ou de cracher. Cependant, à cet âge, l'enfant n'ayant ni molaires, ni prémolaires, il ne peut avaler que des aliments mixés. Il n'a pas encore acquis le stade de préparation buccale de l'adulte, pendant laquelle les fibres végétales et animales sont déchiquetées et broyées.

Vers 6 mois, âge théorique du début de l'éruption des dents, le contexte buccal est modifié. Les vingt dents de lait vont sortir entre l'âge de 6 mois à 3 ans.

Au cours de la deuxième année, le stade oral de la cuillère laissera place à l'oralité dentée, caractérisée par la praxie de mastication.

Les premières prémolaires apparaissent en effet vers l'âge de deux ans Alors qu'il se contentait de mâchouiller des biscuits tendres et quignons de pain depuis l'âge de 11 mois, l'enfant va alors mettre en place un début de mastication.

Celle-ci sera encore assez approximative, l'enfant aura plus de mal à broyer les fibres animales et certaines fibres végétales contenant de la cellulose.

La mastication de type adulte ne sera acquise que vers 6 ans. La présence des dents de lait n'est pas forcément indicatrice du passage à la cuillère. En effet, c'est la maturité du cortex cérébral qui permettra l'élaboration de la praxie de mastication.

Le passage de l'alimentation à la cuillère est un stade qui fonde une relation nouvelle entre la mère et l'enfant. La cuillère constitue un nouveau lien. L'enfant passe aussi des bras de sa mère à la chaise d'enfant. Françoise Dolto (1992) parle de castration orale.

L'enfant prend conscience, avec cette étape, du pouvoir qu'il peut exercer sur son environnement, notamment sur sa mère. Il prend conscience que bien manger fait plaisir à sa mère, tandis que refuser les aliments peut engendrer chez elle du stress.

C'est la mère qui va, en lui proposant des aliments différents du lait, l'entraîner dans des expériences nouvelles. Elle va le guider dans la découverte de goûts nouveaux et introduit parallèlement des notions d'interdits.

Les préférences et les aversions présentes à la naissance seront modifiées par les expériences alimentaires ultérieures. La construction du goût va donc en dépendre.

4 La construction du goût chez l'enfant

4.1 Définition du goût

Au départ de la vie, l'expérience sensorielle commence par un aliment unique, le lait. Puis l'enfant est exposé à un grand nombre d'aliments, variable selon les ressources culturelles, économiques, climatiques du pays où il grandit.

Le goût est l'un des cinq sens de l'Homme, c'est lui qui permet d'analyser la saveur des aliments mis en bouche par le sujet. La langue est l'organe du goût. Il a été défini quatre saveurs de base : le sucré, le salé, l'amer et l'acide.

Cependant, la notion de goût peut, par extension, faire référence à un éventail plus large de sensations, toutes celle qui sont perçues quand on goûte un produit, c'est-à-dire sa saveur, mais également son odeur. C'est la juxtaposition de la stimulation tactile et de la stimulation olfactive, appelée flaveur, qui donne le goût complet de l'aliment.

Le goût renvoie également à un jugement, qui n'est plus sensoriel, mais esthétique qui correspond à « j'aime », ou « je n'aime pas » N. Rigal (2004) parle alors de « goût hédonique. »[6]

4.2 La langue, organe du goût

La langue est constituée de peau, avec des organes sensoriels, les papilles et de muscles. La couverture de la peau muqueuse linguale comporte tous les attributs spécifiques cutanés. En plus d'être l'organe du goût, la langue est donc également organe de la douleur, du toucher, de la pression, du froid, du chatouillement, de la chaleur, de la traction. C'est le tact oral.

Les bourgeons gustatifs, structures sphériques regroupant les cellules sensorielles spécialisées dans la gustation se trouvent principalement dans les papilles. Chez l'Homme, il existe environ 4 000 bourgeons gustatifs, la plupart (75%), sont situés sur la face dorsale, le reste se répartissant sur le palais mou, le pharynx et même la partie supérieure de l'œsophage.

---

[6] RIGAL N. (2004) La construction du goût chez l'enfant in Les troubles de l'oralité alimentaire chez l'enfant, Rééducation orthophonique, n°220, Paris pp.9-13

Il existe quatre types de papilles :

- les filiformes, situées surtout sur le dos de la langue et le voile du palais
- les fongiformes qui ressemblent à des champignons, regroupées sur la pointe de la langue
- les papilles foliées sur les bords de la langue
- les caliciformes, au nombre de neuf à douze et formant le V lingual

Les papilles caliciformes, fongiformes et foliées assurent la fonction gustative. Les papilles filiformes sont responsables des sensations tactiles. Elles vont apporter au cerveau des informations concernant la texture de l'aliment mis en bouche, sa température, l'effet tactile perçu en bouche. Ces perceptions viennent compléter le message gustatif.

La perception d'un type de goût n'est pas due à une sorte de papille particulière mais à une région de la langue. (Figure 3 Schéma de la langue)
La sensibilité au sucré est plus grande à la pointe et à la partie antérieure des bords de la langue alors que pour la sensibilité à l'amer, c'est au niveau des papilles caliciformes qui forment le V lingual. La sensibilité au salé recouvre un territoire largement étendu. La sensibilité à l'acide est par contre limitée aux bords de la langue.

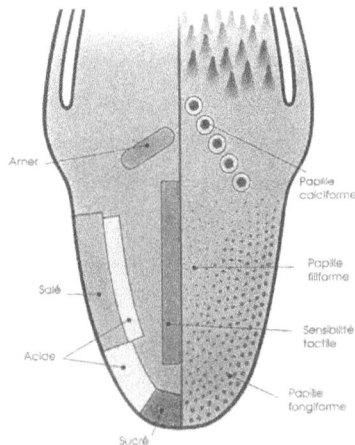

Figure 3 Schéma de la langue

L'innervation gustative de la langue est assurée par les fibres gustatives des voies des nerfs VII pour les 2/3 antérieurs et IX pour la base de langue.

4.3   La construction du goût

De façon innée, dès les premières heures de la vie, la saveur sucrée est plus volontiers recherchée. L'amer et l'acide font quant à eux l'objet de rejets universels. Ces préférences ont pu être mises en évidence par le réflexe gusto-facial.

Dès la naissance, une stimulation sapide provoque une réponse innée, réflexe qui consiste en une mimique stéréotypée. C'est un physiologiste et psychologue israélien, le Pr Jacob Steiner, qui a mis en évidence le côté inné de ce réflexe après en avoir fait l'expérience sur des milliers d'enfants.

Chiva a ensuite étudié ce réflexe et a mis en évidence l'existence de quatre mimiques faciales spécifiques, nettement différenciées en fonction de la nature de la stimulation sensorielle gustative.
La mimique est indifférente avec le salé, alors que le sucré entraîne une mimique hédonique avec sourire. La mimique devient grimaçante quand on propose de l'acide ou de l'amer à l'enfant.

Au cours du développement, l'enfant va ensuite s'approprier en quelque sorte cette mimique et la transforme en un puissant moyen de communication non verbale. Il utilisera ce répertoire mimique pour communiquer avec sa mère en lui manifestant son dégoût (refus) ou son plaisir (acceptation) lors des repas.

A partir de cette simple attirance pour le sucré et d'un rejet de l'acidité et de l'amertume, l'enfant va devoir apprendre à diversifier son alimentation pour satisfaire sa condition d'omnivore.

L'enfant va découvrir d'autres goûts, d'autres textures. Il existerait alors une période sensible, entre 4 et 6 mois, pour le goût-saveur. Jusqu'à cette période, le nourrisson accepterait tous les nouveaux goûts sans problème. On peut alors induire une préférence pour un certain goût, en l'y exposant souvent, préférence qui persistera jusqu'après l'enfance.

Une période sensible existerait pour la diversification des textures, et donc pour l'introduction d'une alimentation solide. Une absence d'exposition aux solides nécessitant une mastication vers 6-7 mois, conduira l'enfant à développer une résistance face à de telles textures dans l'enfance.

Il semble donc que le fait d'exposer précocement l'enfant à une grande variété de textures soit d'une importance cruciale pour le développement de schèmes moteurs oraux normaux.

4.4   La néophobie

Si le refus de certaines textures peut être pathologique, la réaction de peur face à des aliments nouveaux est normale et universelle. On parle de néophobie alimentaire.

Cette crainte vis-à-vis des aliments nouveaux correspond à la crainte d'ingérer des produits nocifs, qui pourraient s'avérer nuisibles ou dangereux. Elle repose donc sur une crainte d'intoxication, qui est rationnelle, mais également sur des craintes se rapportant à l'incorporation, de type « je suis ce que je mange ». Incorporer un aliment inconnu revient donc à prendre le risque de subir des transformations physiques et identitaires.

La néophobie est considérée comme étant une période normale dans le développement de l'enfant. En effet, selon Rigal (2004), entre 2 et 10 ans, 77% des enfants refusent de goûter spontanément des aliments qu'ils ne connaissent pas.

La néophobie se manifeste de façon particulièrement intense entre 4 et 7 ans. A cet âge, il faut alors inciter de façon ludique les enfants pour qu'ils acceptent de goûter un aliment inconnu.

Cependant, le fait de goûter ne modifie que très rarement le jugement de l'enfant face à cet aliment, qui est surtout fondé sur des indices visuels. Par exemple, il suffit de saupoudrer de persil sa purée de pommes de terre habituelle, pour que cela le perturbe et qu'il la perçoive comme un aliment nouveau et qu'il la refuse.

Plusieurs hypothèses tentent d'expliquer ce refus de la nouveauté chez l'enfant.
– Celle-ci apparaissant vers l'âge de deux ans, pendant la période dite du non, peut être une façon pour l'enfant d'exprimer son opposition à ses parents.

- L'enfant peut aussi, par ce refus des aliments nouveaux, être à la recherche de sécurité et de stabilité dans le domaine de l'alimentation, étant donné qu'au niveau scolaire, les apprentissages se multiplient.

- A cet âge, l'enfant peut aussi vouloir marqué son autonomie qui augmente de jour en jour, il se nourrit maintenant seul, ce qui peut l'amener à se poser des questions du type « ce produit est-il bon pour moi ? ».

- Il peut aussi faire preuve d'une rigidité perceptive, qui peut être illustrée par l'exemple de la purée saupoudrée de persil, qu'il ne reconnaît plus et qu'il considère donc comme un produit nouveau.

Des études ont montré qu'il est cependant possible d'atténuer la néophobie chez les enfants à travers l'interaction sociale. Birch(1998) a montré que chez des enfants de 3-4 ans, la présence de pairs appréciant un aliment rejeté par d'autres enfants, pouvait conduire ces derniers à accepter l'aliment refusé.

La néophobie peut être atténuée, voire dépassée, grâce à des processus de familiarisation, qui vont aider l'enfant à connaître et reconnaître les aliments qu'ils vont incorporer.
Cette familiarisation ne se fait pas en un jour et prend place dans la durée, dans un contexte familial et dans l'échange. Elle va se faire de différentes façons.
Il faut permettre à l'enfant à s'approprier des produits qui lui sont au départ inconnus.

Cela va pouvoir se faire lors de la préparation d'un repas. Voir un aliment avant qu'il ne soit présenté dans l'assiette, surtout quand l'enfant l'a lui-même cueilli ou cuisiné, donne davantage l'envie d'y gouter qu'un plat prêt à consommer.

L'éducation sensorielle peut aussi aider l'enfant à appréhender la nouveauté. On parle avec l'enfant de ce qu'il mange, en dépassant les habituelles réponses bimodales hédonique « j'aime »/ « j'aime pas » et normatives « c'est bon ou mauvais pour la santé ».

A plus long terme, la familiarisation consiste à exposer les enfants aux aliments de façon répétée dans le temps. De nombreuses recherches ont mis en évidence que la répétition permet une augmentation du goût pour un aliment. Il faut proposer un aliment en moyenne 5 à 10 fois, sous la même forme, pour qu'il soit accepté.

Il faut néanmoins que l'aliment ne fasse pas l'objet d'un dégoût trop important ou que ses caractéristiques sensorielles soient trop éloignées de l'univers familier de l'enfant.
Il ne faut pas oublier, que pour nous, adultes, certaines représentations liées à la culture nous empêchent de consommer des aliments, comme les insectes, pourtant appréciés dans d'autres régions du globe.

La familiarité avec un grand nombre d'aliments favorise l'acceptation d'un régime varié. Il faut également diversifier les modes de préparation et la présentation des aliments afin que l'enfant apprenne qu'un aliment peut être consommé sous différentes formes.

Les effets de l'exposition répétées peuvent être renforcés par des certaines conditions. Un produit peu rassasiant, tels que les légumes souvent refusés pour cette raison, sera plus apprécié s'il est associé à un féculent.

L'enfant qui partage son repas, dans un contexte affectif chaleureux, avec d'autres personnes ayant une attitude favorable vis-à-vis des produits servis, développera progressivement pour eux une préférence durable.

Par contre, une instrumentalisation de l'aliment rejeté (comme par exemple : "mange tes épinards sinon tu n'auras pas de dessert") ne ferait que renforcer le sentiment de rejet.

CHAPITRE 4 : LA DEGLUTITION CHEZ L'ADULTE

1   L'anatomie fonctionnelle de la déglutition adulte

Différents éléments anatomiques interviennent lors de la déglutition (Figure 4).

Les lèvres permettent de saisir les aliments et d'assurer la contention orale.

Les joues participent également à la contention du bol alimentaire.

La langue amène les aliments sous les dents, rassemble le bolus et le propulse.

Le voile assure l'étanchéité buccale en empêchant la communication entre la cavité buccale et le nasopharynx.

Le péristaltisme du pharynx chasse le bol alimentaire vers l'œsophage, celui-ci va se contracter afin de propulser le bol dans sa partie distale.

L'œsophage se compose de deux sphincters. Le sphincter supérieur se dilate pour permettre le passage des aliments tandis que le sphincter inférieur va contrôler leur pénétration dans l'estomac.

Lors de la déglutition, l'ascension du larynx, entrainée par l'élévation de l'os hyoïde, permet l'indispensable protection des voies aériennes.

La bascule de l'épiglotte permise par l'ascension laryngée permet également l'étanchéité du larynx.

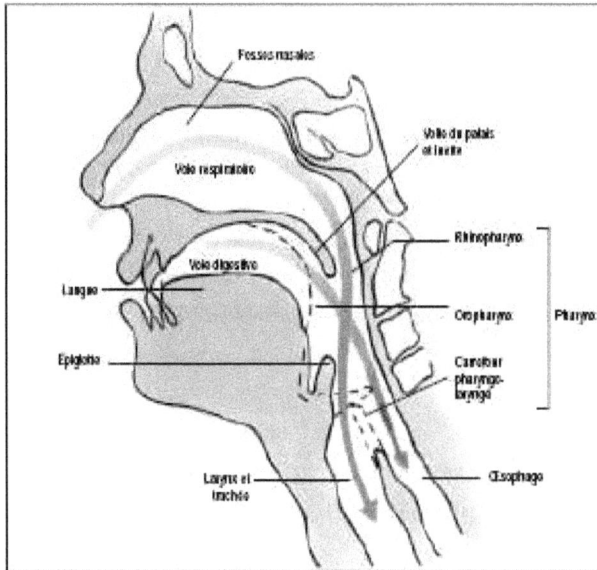

Figure 4 Coupe schématique du pharynx montrant le carrefour des voies respiratoires et digestives

2   La déglutition adulte

« La déglutition est un acte mécanique qui réalise le transport des aliments en assurant la protection des voies aériennes inférieures » [7].

Le déroulement de la déglutition adulte peut être divisé en trois phases successives : la phase orale, la phase pharyngée et la phase œsophagienne. (Figure 5 Les temps de la déglutition)

La phase orale comporte deux étapes : la préparation du bol alimentaire et la propulsion de celui-ci.

Dans un premier temps, les aliments sont mis en bouche, puis coupés, déchirés, broyés par les dents : c'est la mastication. Elle se fait par des mouvements d'ouverture, de fermeture et de diduction de la mâchoire inférieure La langue intervient et joue alors un rôle prépondérant.

---

[7] PUECH M. (2004) Dysoralité : du refus à l'envie in Les troubles de l'oralité alimentaire chez l'enfant, Rééducation orthophonique, n°220, Paris pp.123-137

En effet, elle amène la nourriture sous les dents et assure également la formation du bol alimentaire qui va être ensuite dégluti.

Le bol alimentaire doit être homogène afin d'être avalé puis digéré. En même temps que les aliments sont sectionnés et broyés, la salive les imbibe afin de lubrifier et de compacter le bol alimentaire.

Cette phase nécessite un équipement dentaire suffisant, une motricité linguale et une coordination efficace. En effet, lorsque la mâchoire est ouverte, la langue doit maintenir les aliments entre les molaires pour éviter qu'ils ne tombent vers le fond de la bouche. La langue doit néanmoins se reculer lors de la fermeture de la mâchoire et revenir vers l'avant quand la mâchoire s'ouvre à nouveau. La contraction des joues, qui se fait en synergie avec la langue, évite quant à elle que les aliments tombent dans les sillons gingivo-jugaux. La langue effectuera un nettoyage de ces sillons en coordination avec le buccinateur.

Cette phase de préparation buccale diffère pour les liquides. Elle débute par un temps d'aspiration pendant lequel les mâchoires sont bloquées en fermeture, les lèvres refermées sur le bord du verre, la pointe de langue abaissée. Une dépression se fait dans la bouche, ce qui permet d'aspirer le liquide. Le voile du palais est contracté.

Lors du temps buccal, qui suit cette phase d'aspiration, le liquide est propulsé vers le pharynx grâce à une pression élevée à l'arrière. Aspirations et déglutitions se succèdent ensuite jusqu'à ce que le verre soit vidé, ce qui donne une impression de continuité, comme dans la succion-déglutition du nouveau-né.

La différence avec la succion-déglutition du nouveau-né est le fait que chez l'adulte les mouvements de pression alternative n'ont plus lieu.

Une fois la préparation buccale du bol terminée, le bolus est propulsé, c'est la phase buccale proprement dite.

Le bol est rassemblé sur le dos de la langue. Les lèvres et les mâchoires se ferment. La langue va alors plaquer le bol sur toute la surface palatine, tandis que la base de langue recule. L'augmentation des pressions intra-pharyngées va entraîner le bol alimentaire vers le pharynx.

La phase orale est suivie du temps pharyngien qui est dit « automatico-réflexe ». La fermeture vélo-pharyngée empêche le reflux nasal des aliments en séparant le rhino-pharynx de l'oropharynx.

La pénétration des aliments dans le larynx est rendue impossible par la fermeture laryngée, assurée par la bascule de l'épiglotte. La fonction respiratoire sera inhibée de façon réflexe dès que la base de langue et le bol alimentaire va toucher la partie postérieure du pharynx, qui est extrêmement réflexogène. Le larynx s'élève permettant ainsi l'ouverture de la région crico-pharyngée constituant le sphincter supérieure de l'œsophage. Les cordes vocales se ferment.

Le bol passe de chaque coté de l'épiglotte qui ferme le larynx, pour atteindre l'œsophage. Le larynx redescend, la respiration reprend.

Ce temps pharyngien dure près d'une seconde.

Le temps œsophagien échappe totalement au contrôle de la volonté et est sous la dépendance des fibres végétatives du nerf pneumogastrique. Le péristaltisme propulse le bol vers la partie distale de l'œsophage. La pénétration du bol dans l'estomac est régie par le sphincter inférieur.

Cette étape dure huit à vingt secondes selon la consistance et le volume du bol, et va être suivie du long processus de la digestion.

PHASES DE LA DÉGLUTITION (1)

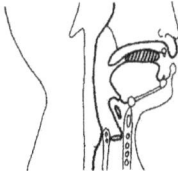

préparation du bol alimentaire (phase buccale)

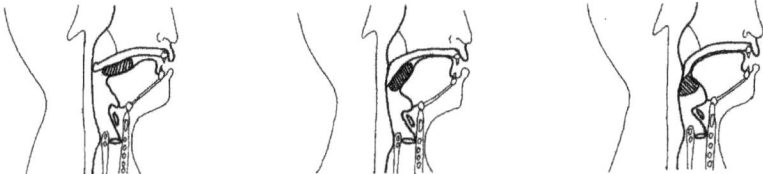

propulsion du bol alimentaire (phase buccale)

PHASES DE LA DÉGLUTITION (2)

phase pharyngée

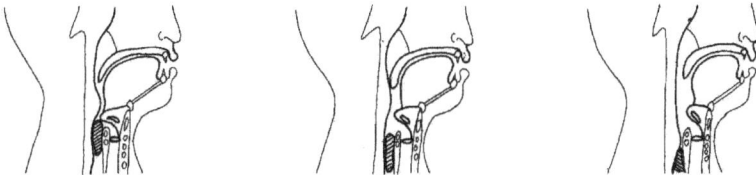

phase œsophagienne

Figure 5 Les temps de la déglutition

(Dictionnaire d'Orthophonie, 2004)

3   Le contrôle nerveux de la déglutition

Les différentes séquences motrices composant l'acte de déglutition s'enchaînent de façon extrêmement précise. Cet enchaînement nécessite une coordination complexe de l'action des différents muscles de la cavité buccale, du pharynx, du larynx et de l'œsophage.

Pour en assurer le bon déroulement, différentes structures neurologiques interviennent : le tronc cérébral, le cortex, les noyaux gris centraux et le système cérébelleux.

3.1   Le tronc cérébral ou programmateur rhombencéphalique

La déglutition résulte de l'activité d'un réseau neuronique appelé « centre de déglutition », situé dans le rhombencéphale. Ce centre déglutiteur élabore un véritable programme des différents événements composant la déglutition.

On peut subdiviser le tronc cérébral, qui organise les actes réflexes de la déglutition, en trois étages :

-un étage afférent ou sensitif, correspondant au trajet bulbaire des afférences impliquées dans le déclenchement réflexe de la déglutition.
Il s'agit essentiellement du faisceau solitaire. Les afférences bucco-pharyngées et laryngées, mais également les afférences provenant du cortex cérébral arrivent à la zone parasolitaire. Les afférences bucco-pharyngées et laryngées permettent le déclenchement réflexe de la déglutition, tandis que les informations provenant du cortex cérébral sont responsables du déclenchement dit « volontaire » de la déglutition.

-un étage efférent ou moteur, contenant l'ensemble des motoneurones mis en jeu dans la déglutition.
L'activation et l'inhibition motrices des muscles impliqués dans la déglutition sont assurées par les branches motrices de cinq paires de nerfs crâniens. Il s'agit du trijumeau V, du facial VII, du glossopharyngien IX, du pneumogastrique X et du grand hypoglosse XII.

- un étage intégrateur constitué d'interneurones, qui sont responsables de l'organisation de la séquence motrice.

Cet étage assure la distribution successive de l'excitation aux différents groupes de motoneurones concernés.

3.2   Le cortex

Des voies supra-nucléaires relient le cortex frontal et préfrontal aux noyaux du tronc cérébral. Ces voies permettent l'activation ou l'inhibition volontaires de la déglutition. Elles n'en contrôlent ni le déroulement réflexe, ni le résultat. Ceci constitue le contrôle cortical.

3.3   Les noyaux gris centraux

Leur rôle consiste à assurer l'aspect automatique de la fonction. C'est la raison pour laquelle ils agissent en étroite collaboration avec le cervelet et les autres niveaux de commande.

3.4   Le système cérébelleux

Le cervelet a comme fonction d'assurer la parfaite synchronisation des synergies complexes.

CHAPITRE 5 : LES TROUBLES DE L'ORALITE ET DES FONCTIONS ALIMENTAIRES CHEZ LE JEUNE ENFANT

Les difficultés rencontrées lors de l'alimentation orale du jeune enfant peuvent avoir différentes explications. Elles peuvent être l'expression de perturbations lors des phases précédant la déglutition proprement dite, au niveau de la sphère bucco-linguo-faciale

1 Pathologies entraînant des troubles de l'alimentation et de l'oralité

1.1 Les causes neurologiques

Les atteintes neurologiques ou encéphalopathies peuvent avoir des origines différentes. Ces atteintes peuvent être congénitales ou acquises. Nous nous intéresserons uniquement aux encéphalopathies congénitales.

Les causes d'encéphalopathies congénitales anténatales sont :
- les atteintes infectieuses
- les causes génétiques ; la plus fréquente étant la trisomie 21. Il existe de nombreux syndromes pouvant entraîner des troubles alimentaires.

Les causes d'encéphalopathies congénitales néo et périnatales sont :
- la prématurité
- les traumatismes obstétricaux
- le syndrome de Pierre Robin qui est lié à un retard de maturation du tronc cérébral.

1.2 Les causes non neurologiques

Des pathologies et des malformations congénitales peuvent entraver chez le jeune enfant l'alimentation orale.
Afin de corriger ou de prévenir la dénutrition de l'enfant, il peut être mis en place une nutrition artificielle lors des premiers mois de la vie.

Les atteintes organiques pouvant conduire à une nutrition artificielle sont : les cardiopathies sévères, certaine atteintes pulmonaires, les malformations congénitales comme la laryngomalacie, l'atrésie de l'œsophage ou des choanes, le diastème laryngé...

Les enfants nés prématurément sont souvent nourris artificiellement car jusqu'à 34 semaines, la succion du prématuré n'est pas mature. « Plus la prématurité est grande, plus l'incapacité à s'alimenter l'est aussi. »[8] (Lau, 2007)

Les fentes vélo-palatines, malformations congénitales expliquées par un défaut de fusion des bourgeons maxillaires, entraînent quant à elles des difficultés de succion, résolues par une prise en charge précoce, mais ne nécessitent pas de nutrition entérale.

2   La nutrition artificielle et ses conséquences sur l'oralité

Lorsque l'alimentation par voie orale se révèle impossible, insuffisante ou dangereuse, l'enfant est nourri artificiellement.

Il existe deux types de nutrition artificielle : la nutrition entérale et la nutrition parentérale.

2.1   La nutrition entérale

On désigne par le terme nutrition entérale toutes les techniques d'alimentation par voie digestive qui court-circuitent la voie orale. Une sonde est alors utilisée afin d'assurer l'apport de nutriments dans le tube digestif.
Cette forme de nutrition artificielle est privilégiée quand le système digestif est fonctionnel.
Différentes méthodes de nutrition entérale sont possibles.

2.1.1   Les différentes méthodes de nutrition entérale

Il existe différents types de nutrition entérale. (Figure 6 Les différentes sondes utilisées pour l'alimentation entérale)
La sonde peut être nasogastrique, elle est mise en place par voie nasale.
Cette méthode pouvant être irritante au niveau nasal et pharyngé, est à réserver pour des programmes n'excédant pas quelques semaines ou quelques mois. De plus, la présence de la sonde risque d'être préjudiciable pour l'acquisition des sensations proprioceptives du fait de la diminution des seuils de la sensibilité de la cavité buccale et du nasopharynx.

---

[8] LAU C. (2007) Développement de l'oralité chez le nouveau-né prématuré In Archives de Pédiatrie, Volume 14,, Pages S35-S41

Le développement des praxies de déglutition et oro-buco-faciales peut s'en trouver également affecté.

La sonde bucco-gastrique est mise en place par voie buccale. Ce mode d'alimentation est souvent utilisé dans les services de néonatologie.

Quand la nutrition artificielle doit être prolongée au-delà de trois mois, la gastrostomie est préférée. C'est une intervention qui consiste à faire communiquer l'estomac avec l'extérieur en pratiquant une incision au niveau de la paroi abdominale. Cette technique nécessite donc un geste chirurgical afin de mettre en place une sonde qui permettra d'introduire l'alimentation directement dans l'estomac.

La jéjunostomie consiste à placer la sonde dans le jéjunum, partie de l'intestin la plus proche de l'estomac, par l'intermédiaire d'une stomie.

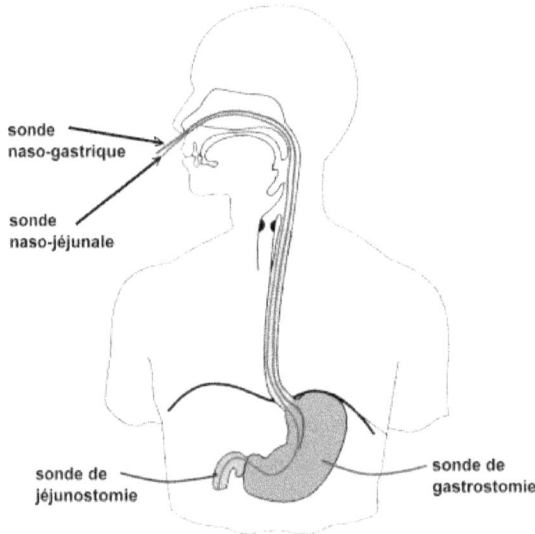

Figure 6 Les différentes sondes utilisées pour l'alimentation entérale

2.1.2 Les modes d'infusion

L'alimentation peut être délivrée selon différents modes. On parle de modes d'infusion.

L'alimentation est dite par bolus lorsque l'aliment est poussé lentement dans la sonde à l'aide d'une seringue. Ce mode d'infusion est celui se rapprochant le plus de l'alimentation orale du fait qu'il respecte le rythme des repas et les sensations de faim et de satiété liées au remplissage ou la vacuité de l'estomac.

Cependant, quand la personne qui nourrit pousse trop vite le piston de la seringue, les nutriments passent directement dans l'estomac inerte. Le péristaltisme digestif n'est pas activé car il n'y a pas eu de mouvements de déglutition, cela provoque des douleurs et une intolérance de ce mode d'infusion.
Passer plus lentement le nutriment et amorcer la succion non-nutritive chez l'enfant grâce à une sucette afin d'enclencher le péristaltisme peut limiter ces inconvénients.

Le mode d'infusion par gravité, plus lent que l'alimentation par bolus est mieux toléré. La poche du nutriment est placée en hauteur, la gravité faisant parvenir le nutriment à la sonde par l'intermédiaire d'un long tuyau. La vitesse d'écoulement du produit pouvant être réglée par un régulateur de débit ou selon la hauteur à laquelle est placée la poche par rapport au sujet.

L'infusion par pompe nécessite, quant à elle, une machine en fonctionnement régulier.

L'administration peut se faire de façon continue ou cyclique.

2.1.3 Le rythme d'administration

Infuser les nutriments de façon continue permet l'apport d'un nombre important de calories sur vingt-quatre heures.
Ce mode d'administration, bien supporté au niveau digestif a cependant pour inconvénient le fait que l'enfant ne ressente pas l'alternance des sensations de faim et de satiété.

L'alimentation entérale cyclique consiste à infuser les nutriments pendant la nuit sur douze ou quatorze heures. Cela permet à l'enfant d'avoir éventuellement une activité physique et sociale durant la journée.

La qualité du sommeil peut néanmoins s'en trouver affectée, et des vomissements de résidus peuvent avoir lieu au réveil, la vidange gastrique étant ralentie la nuit. De plus, l'enfant alimenté toute la nuit peut présenter moins d'appétence pour la nourriture dans la journée.

La nutrition entérale peut, dans certains cas, entraîner des complications.

2.1.4 Les complications liées à la nutrition entérale

Les complications peuvent être mécaniques, infectieuses, métaboliques, psychologiques.

La survenue de vomissements alimentaires est la complication de la nutrition entérale la plus redoutée. Pouvant entraîner des broncho-pneumopathies d'inhalation, ces vomissements représentent un risque vital. Le reflux gastro-œsophagien est un facteur de risque. Parfois, les vomissements peuvent avoir pour origine une malposition ou un déplacement de la sonde dans l'œsophage. L'accélération du débit de la pompe peut également expliquer ces vomissements.

Les autres complications mécaniques sont la migration de la sonde vers le duodénum entrainant une diarrhée ou une déshydratation, ou la malposition de la sonde pouvant provoquer une œsophagite voire même, dans les cas extrême une sténose œsophagienne.

Des conditions d'asepsie rigoureuse sont à respecter afin de prévenir toute contamination du mélange nutritif. Cependant, malgré ces précautions, des otites moyennes, rhinites et pharyngites peuvent survenir à cause de la présence de la sonde naso-gastrique dans les fosses nasales et le pharynx. Cela peut conduire à poser l'éventualité d'une gastrostomie en cas de nutrition entérale prolongée.

Des complications métaboliques telles que des accidents d'hypoglycémie peuvent être observés si le débit de la pompe est irrégulier ou si la nutrition entérale à débit constant est interrompue de façon brutale.

La nutrition entérale peut entrainer des complications psychologiques. Ce mode d'alimentation est ressenti par l'enfant ou par sa famille, surtout à sa mise en place, comme un traitement lourd, dont les effets indésirables s'ajoutent à ceux de la maladie.

2.2 La nutrition parentérale

La nutrition parentérale consiste à apporter directement par voies veineuse tous les nutriments nécessaires à la croissance de l'enfant. Cette assistance nutritive peut être exclusive ou complémentaire.

Moins physiologique que la nutrition entérale, la nutrition parentérale exclusive n'est réservée qu'aux situations où le tube digestif ne peut être utilisé, c'est-à-dire quand il existe un défaut de motricité intestinale, une malabsorption, quand l'intestin est inaccessible, ou quand la nutrition entérale est mal tolérée.

La nutrition parentérale peut être proposée en complément quand la nutrition entérale ne satisfait pas totalement les besoins nutritionnels. Elle peut également avoir pour objectif la mise au repos de l'axe digestif, lorsque celui-ci est le siège d'un processus inflammatoire plus ou moins étendu ou d'un obstacle anatomique ou fonctionnel.

2.2.1 La voie d'administration

Deux voies d'administration des apports énergétiques sont possibles : la voie veineuse utilisée peut en effet être une veine périphérique ou une veine centrale.

Le choix entre ces deux voies se fait selon différents facteurs. Il dépendra de la durée prévisible de la nutrition parentérale, du réseau veineux de l'enfant et du type de solution perfusée.

La voie veineuse périphérique est envisagée pour de courtes durées, rarement plus d'une semaine chez l'enfant. En effet, cette technique nécessite que l'on change régulièrement, tous les 2 à 4 jours environ, le site de perfusion, ce qui épuise rapidement le capital veineux périphérique, qui est particulièrement fragile chez l'enfant.

La voie veineuse centrale nécessite ,quant à elle, la mise en place d'un cathéter veineux central. Elle est préférée à l'administration par voie veineuse périphérique quand la durée prévisible de la nutrition parentérale est supérieure à une semaine chez l'enfant.

De plus, cette technique, du fait de la dilution dans de gros troncs veineux à haut débit, autorise des apports hypertoniques.

Au cours de ces vingt dernières années, des progrès ont été réalisés dans le domaine de la nutrition parentérale. Cependant, cette technique garde un haut risque iatrogène.

2.2.2   Les éventuelles complications suite à une nutrition parentérale

Les complications, qui doivent être connues afin d'être rapidement prises en charge, sont de deux types.

On rencontre des complications techniques, qui sont mécaniques, infectieuses ou thrombo-emboliques.

Les complications mécaniques sont liées au cathéter, qui peut être mal inséré, bouché, fissuré ou se déplacer.

La présence du cathéter peut entraîner des complications infectieuses, les germes progressant le long du cathéter à partir de l'orifice cutané.

Il existe également un risque thrombotique, qui est très lié au risque infectieux.

La nutrition parentérale peut également entraîner des complications métaboliques et nutritionnelles. Le mode d'alimentation et la pathologie sous-jacente peuvent provoquer une atteinte hépatobiliaire, c'est-à-dire affectant le foie.

2.3   Conséquences de la nutrition artificielle

Quelles que soient les raisons de sa mise en place, la nutrition artificielle, indispensable à la survie des bébés qui y sont confrontés, reste une expérience de nourrissage peu commune, qui est pénible voire éprouvante pour l'enfant et pour ses parents.

2.3.1   Sur le plan alimentaire

Différentes études ont mis en évidence sur le plan alimentaire, des difficultés récurrentes, mais non systématiques.

Les difficultés observées sur ce plan sont :

-des troubles du comportement alimentaire

-une hypersensibilité buccale et la présence d'un hypernauséeux

-une dyspraxie de la déglutiiton

-un reflux gastro-œsophagien

-des troubles de la mobilité faciale.

2.3.1.1   Troubles du comportement alimentaire

Une étude de Thorr-Fixot (1998) a montré la présence de comportements alimentaires déviants chez des enfants nourris artificiellement.

L'anorexie est le trouble le plus fréquemment rencontré. Cette anorexie dite post-traumatique survient soit pendant l'hospitalisation, soit à distance. La reprise de l'alimentation se heurte alors à un refus obstiné de l'enfant, l'anorexie s'inscrivant dans un état dépressif marqué.

L'enfant peut parfois refuser un mode d'alimentation, le rejet variant selon les enfants. Pour certains, il s'agira du biberon, d'autres n'accepteront pas l'alimentation à la cuillère, le rejet pouvant parfois concerner, à la fois le biberon et la cuillère.

Parfois, l'enfant accepte de se nourrir oralement, mais refuse spécifiquement les morceaux, qu'il repousse avec la langue et recrache.

Des vomissements et des nausées, une dysphagie peuvent gêner l'enfant. L'absence de mastication ou de déglutition peut perturber l'alimentation.

On note chez certains, une lenteur de la prise alimentaire, les repas pouvant alors durer plus d'une heure.

Une dyspraxie de la manducation, liée à une inhabileté lors de l'exécution des praxies buccales peut toucher ces enfants.

Chez ces enfants, la nourriture n'est pas génératrice de plaisir, et n'attire pas leur intérêt. Une angoisse se manifeste même parfois à la vue des aliments, ou quand ils sont approchés de la bouche.

2.3.1.2   Hypersensibilité buccale

Les enfants nourris artificiellement vont parfois présenter une sensibilité buccale très importante. Un réflexe nauséeux trop exacerbé, qui n'a pas pu être inhibé par le réflexe de succion comme c'est normalement le cas, va constituer une gêne à la reprise d'une alimentation orale.

2.3.1.3   La dyspraxie de la déglutition

L'enfant peut présenter une dissociation automatico-volontaire entre déglutition salivaire et déglutition d'aliments. La salive est avalée de façon réflexe et inconsciente tandis que les aliments, qui nécessitent une déglutition volontaire et consciente ne sont plus déglutis.

2.3.1.4   Le reflux gastro-œsophagien

Le reflux gastro-œsophagien correspond à la remontée du contenu de l'estomac dans l'œsophage. Ce phénomène est assez fréquent chez des enfants nourris artificiellement.

Ce problème n'est parfois qu'une réponse physiologique suite au remplissage gastrique, mais peut aussi être expliqué par une anomalie de fermeture du cardia, sphincter supérieur de l'œsophage.

2.3.1.5   Une mobilité faciale altérée

Les enfants nourris artificiellement peuvent présenter des difficultés à mobiliser la zone bucco-linguo-faciale. Elles concernent les lèvres, la langue, la mandibule, les joues et peuvent s'expliquer par des difficultés motrices d'ordre musculaire ou praxique.

Au niveau labial, on note une certaine hypotonie. L'orbiculaire des lèvres semble ne pas se contracter suffisamment.

Les praxies linguales sont difficilement réalisées, la langue semblant être mal maitrisée.

Au niveau mandibulaire, les enfants peuvent également rencontrer des difficultés. Ils éprouvent des difficultés quand il s'agit de réaliser des mouvements antéro-postérieurs, verticaux ou de circumduction.

Au niveau jugal, l'enfant présente parfois un faciès particulier, avec notamment des joues tombantes, liées à une hypotonie jugale.

L'absence de stimulations fait de la zone bucco-faciale une zone peu ou mal investie par l'enfant. Suite à la nutrition artificielle, celui-ci a été privé des informations kinesthésiques et proprioceptives relatives aux étapes du déroulement de la déglutition. Cela explique les difficultés praxiques qu'il peut rencontrer.

La constitution incomplète du schéma corporel peut également entraver la réalisation des praxies.

L'existence de ces particularités motrices observées chez les enfants nourris artificiellement permet de comprendre les difficultés parfois rencontrées par ces enfants lors de la mastication des solides.

Les groupes musculaires mis en jeu dans ces praxies sont ceux qui doivent intervenir de façon très coordonnée lors de la mastication. L'enfant va donc favoriser les aliments mixés et liquides, dont l'absorption est plus facile car elle nécessite des mouvements réduits, notamment sur le plan mandibulaire.

2.3.2 Sur les plans psychique et affectif

L'alimentation, par son aspect nutritif, permet le développement physique de l'enfant. Mais c'est également un élément important dans le développement psychique et affectif du nourrisson.

Pour la mère, un enfant qui grossit est un enfant en bonne santé. La prise de poids du nouveau-né est d'ailleurs l'une des principales préoccupations de la mère.
Le moment de nourrissage est un moment d'échanges et de relations privilégiés entre la mère et l'enfant.

2.3.2.1   Conséquences sur la relation mère-enfant

La nutrition artificielle prive la mère de son rôle de nourricière. Cela peut engendrer chez elle un sentiment d'incompétence.
Dans certains services, la mère peut être amenée à intervenir lors de la nutrition afin d'éviter une impression d'exclusion de ce moment de nourrissage. Le risque est de voir la mère se mettre à distance de sa position maternelle, et d'endosser un rôle de soignant.

L'enfant est privé des échanges et interactions privilégiés s'installant normalement lors des repas.

La nutrition artificielle, ainsi que la pathologie nécessitant ce mode d'alimentation, impliquent le plus souvent une hospitalisation prolongée de l'enfant. Cette hospitalisation peut, elle aussi, avoir des conséquences importantes dans l'établissement du lien mère-enfant. (Pedespan ,2004)

L'enfant est séparé de son milieu familial afin de permettre la réalisation de soins techniques. Ces soins vont demander l'intervention d'un nombre important de soignants. La séparation, souvent brutale entre la mère et l'enfant, ainsi que la multiplicité d'intervenants risquent alors d'entraver le lien d'attachement, qui est pourtant, au même titre que la soif, la faim et le sommeil, un besoin primaire.

Les contraintes liées aux soins vont parfois limiter et entraver les échanges corporels avec l'entourage. De plus, l'hospitalisation et la réalisation de soins invasifs peuvent générer une angoisse importante chez les parents qui craignent pour la survie de leur enfant.

La nutrition artificielle et l'hospitalisation qui l'accompagne vont donc gêner l'établissement des premiers liens mère-enfant, pourtant essentiels pour le développement psychique et affectif de l'enfant.

2.3.2.2   La bouche, terrain inconnu

Pour des enfants longtemps nourris de façon artificielle, manger par la bouche peut ne plus être naturel. Le manque de stimulation de la zone buccale et péri-buccale peut expliquer que chez certains, cette zone reste peu ou mal connue. Elle risque alors d'être mal intégrée dans le schéma corporel de l'enfant, qui peut alors ne pas l'investir. La bouche n'est pas considérée comme un organe d'exploration.

Elle peut même devenir exagérément sensible, les expériences et stimulations oro-faciales étant peu nombreuses. Une hyperesthésie intra et extra-buccale peut alors être observée, ainsi qu'un réflexe nauséeux exacerbé.

Cela peut amener l'enfant à considérer la bouche comme une zone dangereuse.

2.3.2.3   La bouche, terrain dangereux

La bouche, normalement zone de plaisir, risque de devenir, peu à peu, suite aux soins, une zone de déplaisir. L'enfant subit, à ce niveau, des gestes techniques (pose de sonde, aspiration…) analysés comme étant des agressions.

Celles-ci peuvent expliquer que la bouche devienne une source d'angoisse. Cette angoisse risque ensuite de s'exprimer par le refus de s'alimenter par voie orale. L'introduction de la cuillère, le brossage des dents, les soins dentaires sont alors des gestes pouvant être identifiés comme agressifs.

2.3.2.4   Le manque et le désir

Nourri artificiellement et de façon continue, l'enfant ne connait pas l'alternance des états de faim et de satiété, d'attente et de satisfaction.

Or, ces alternances qui dépendent de la situation de nourrissage permettent normalement à l'enfant de faire l'expérience du désir. L'enfant a faim, et ressent donc le désir d'être rassasié.

Chez l'enfant nourri de façon artificielle, cette expérience du désir et du manque ne se fera pas à travers la situation de nourrissage. Le débit continu ne permet pas à l'enfant de ressentir la sensation de faim. Il est satisfait sans exprimer de demande.

Or, en obtenant une réponse suite à un cri, l'enfant se rend compte qu'il peut agir sur son entourage. Certains de ces enfants, qui n'ont pas eu à exprimer un désir ou à se manifester oralement pour être satisfaits peuvent rencontrer des difficultés lors de la mise en place du langage.

La structuration de la notion de temps peut également être rendue difficile, l'enfant nourri de façon continue ne faisant pas l'expérience du rythme des repas.

3   Le refus alimentaire

Dans les pathologies congénitales comme à la suite d'une nutrition artificielle, l'enfant peut présenter un refus alimentaire, qui est, selon les cas, plus ou moins important.

La classification que fait Senez (2002) des différents niveaux d'aversions alimentaires peut servir d'échelle d'évaluation.

Niveau N(normal) le sujet accepte les morceaux, pas de sélection particulière pour les aliments. Prend plaisir à s'alimenter

Niveau 1 Refus des morceaux consistants. Certains petits morceaux non fibreux acceptés, mais propension fréquente à stocker les fibres alimentaires, surtout d'origine animale, dans les sillons jugaux sans les déglutir. Ces boules de fibres peuvent être recrachées longtemps après la fin du repas. Pas de préférence exagérée pour les aliments sucrés. Pas de susceptibilité particulière aux aliments froids. Prend plaisir à s'alimenter. A bon appétit.

Niveau 2 Refus de tout morceau. Alimentation mixée grossièrement acceptée avec des fibres alimentaires tendres et accompagnées d'un liant de type sauce blanche. Petite préférence pour le sucré. Petite réaction aux aliments froids. Prend plaisir à s'alimenter avec les aliments qu'il a sélectionnés. A bon appétit.

Niveau 3 Refus des morceaux et des moindres petites particules. Alimentation mixée fin homogène, de la consistance d'une pommade. Nette préférence pour le sucré. Réaction d'aversion aux aliments froids. Seuls les aliments tièdes sont acceptés. N'a aucun plaisir à s'alimenter. Lenteur pour s'alimenter. A peu d'appétit.

Niveau 4 Refus du passage à une alimentation variée à la cuillère, quel que soit l'âge. Seule l'alimentation au biberon contenant du lait tiède est acceptée. Aucun plaisir en dehors du lait.

Niveau 5 Refus total d'une alimentation orale. Le seul contact tactile sur les lèvres déclenche une réaction nauséeuse exacerbée. Alimentation entérale par sonde naso-gastrique ou sonde de gastrostomie. Aucun plaisir oral

Cette échelle donne un ordre d'idée mais toutes les nuances peuvent être rencontrées.

Les refus alimentaires peuvent parfois être expliqués par la présence d'un hyper-nauséeux.

4   L'hyper-nauséeux

Des enfants présentant des aversions alimentaires vont parfois, quand on les force à avaler des morceaux avoir des haut-le cœur, allant même jusqu'à vomir. Le responsable de ces haut-le-cœur, qui fait penser que ces enfants sont capricieux, est en fait un hyper-nauséeux, c'est-à-dire une exagération plus ou moins extrême du réflexe nauséeux physiologique.

Cette hypersensibilité peut être la conséquence d'une hypostimulation mais peut également être d'origine familiale.

4.1   L'hypersensibilité

Certains signes peuvent alerter et faire penser à une hypersensibilité. On peut observer un enfant qui :

-est angoissé par certains sons, qui sont pourtant familiers et faisant partie du quotidien

-supporte mal la luminosité

-refuse de manipuler les objets

-refuse de marcher pieds nus dans l'herbe, le sable

-a peur de certains mouvements (être la tête en bas, se balancer…)

-n'aime pas être changé, habillé, lavé

-est dégouté par certaines odeurs qui ne sont pas désagréables pour nous

-n'accepte que certains aliments, toujours à la même température et préparés de la même façon

-refuse le brossage des dents.

Cette hypersensibilité peut être expliquée par une hypostimulation. On peut observer ce phénomène lorsqu'en été, on marche pieds nus, la plante des pieds peu habituée à ces stimulations va être très sensible, puis la sensibilité sera régulée, et marcher pieds nus ne posera plus de problème.

Chez l'enfant né prématurément, qui vit ses premiers jours dans un environnement procurant peu d'expériences, toute stimulation peut lui aussi être désagréable que les gravillons sous nos plantes de pieds.

4.2   L'hypernauséeux

Un chercheur nommé Fox découvrit qu'il avait une anosmie élective sur le phénythiocarbamide, molécule de synthèse qui dégage une forte odeur amère, qu'il ne percevait pas, contrairement à ses collègues. Il organisa une étude concernant la perception de cette molécule auprès de 2500 participants. Cela permit de mettre en évidence la variation individuelle des sensibilités olfactives et gustatives, qui se fait selon la courbe de Gauss.

Des individus ayant une hypersensibilité olfactive ou hyperosmie et une hypersensibilité au goût ou hypergeusie peuvent alors présenter un réflexe nauséeux alors que l'aliment n'est pas dangereux pour l'organisme. On parle d'hyper nauséeux.

L'observation d'anamnèses familiales a permis de démontrer que cette variation individuelle obéit à une loi de transmission autosomique à caractère dominant.

On peut donc trouver un hyper nauséeux d'origine familiale chez un enfant au développement « normal ». Chez des enfants présentant une pathologie anté ou périnatale, l'hypersensibilité peut être la conséquence d'une hypostimulation. Les enfants nés prématurément, ayant une atteinte neurologique, une maladie génétique rare ou alimentés par sonde dès la naissance sont à haut risque de développer un hyper-nauséeux.

Il peut également être observé chez des enfants autistes ou avec un trouble envahissant du développement, chez des enfants polyhandicapés ou qui subissent des crises d'épilepsie.

Cet hyper-nauséeux peut entraver l'alimentation, le développement du langage. Des vomissements sont fréquemment retrouvés dans la population d'enfants hyper nauséeux.

Chez le bébé, les signes suivants doivent alerter et faire penser à un hyper nauséeux.

- Même s'il a faim, il a des difficultés à accepter la tétine.
- Il tourne la tête dès que l'on tente de toucher sa bouche.
- Il ne se mobilise pas pour téter.
- Il met beaucoup de temps pour finir son biberon.
- Il ne semble pas éprouver de plaisir lors de l'alimentation et semble parfois souffrir.
- Il peut parfois donner l'impression d'attendre d'être alimenté par sonde.
- -Si on insiste ou si on dépasse une frontière à l'intérieur de la bouche, des vomissements peuvent se déclencher.

Chez le tout-petit, on peut observer les comportements suivants.
- Le passage biberon-cuillère est difficile.
- Il n'accepte qu'une alimentation moulinée.
- Il ne tolère pas les variations de température.
- Il ne porte pas les objets à la bouche.
- Il se débat quand on nettoie son visage.
- Il refuse le brossage des dents.
- Il n'accepte que certains aliments.

Chez l'enfant plus grand, les difficultés suivantes peuvent être relevées.
- Il refuse certains aliments selon des critères tels que la couleur, le contenant…
- Il refuse et recrache les morceaux.
- Quand il trouve en bouche un morceau qu'il n'avait pas vu, il peut parfois vomir la totalité du repas, surtout quand le morceau était mêlé dans une alimentation mixée.
- Il devient de plus en plus difficile et refuse des aliments qu'il acceptait auparavant.
- Les repas ne sont plus des moments de plaisir, ni pour lui, ni pour l'entourage familial.

Les stimuli qui provoquent cet hyper nauséeux sont :
- le toucher, avec un doigt, une cuillère ou un jouet dans la bouche, sur les lèvres voire même sur le visage
- les variations de température, chaud ou froid
- les textures différentes de celles présentées habituellement
- la pression exercée
- le goût des aliments proposés

Comme pour le refus alimentaire, Senez (2002) propose une échelle pour évaluer l'importance du nauséeux provoqué par ces stimuli :

- **stade 0** aucun nauséeux déclenché en allant toucher les piliers du voile et la base de langue. En revanche, une contraction vélaire est observée. Cette absence de réaction est normale chez 13% des sujets bien portants étudiés par Leder(1996).

- **stade N** la zone de déclenchement est située au niveau des piliers du voile et de la base de langue. C'est une zone normale de déclenchement d'un nauséeux chez la grande majorité des adultes bien portants.

- **stade 1** La zone de déclenchement est située dans les régions très postérieures de la bouche, au niveau du palais et/ou de la langue. La réaction est faible. Vomissements et régurgitations récurrents (VRR) ne sont jamais observés à ce stade.

- **stade 2** La zone de déclenchement est située postérieurement après le creux du palais et dans la partie postérieure du dos de la langue. L'intensité de la réaction peut être vive à modérée. VRR associés dans un cas sur trois.

- **stade 3** La zone de déclenchement est située dans le creux du palais. L'intensité de la réaction est vive et peut entraîner une toux et une rougeur de la face. VRR associés dans un cas sur deux.

- **stade 4** La zone de déclenchement est située dans la partie antérieure entre la zone apicale et le creux du palais. L'intensité de la réaction est très vive comme dans le stade 3. VRR associés dans un cas et demi sur deux.

- **stade 5** La zone de déclenchement est située au niveau des lèvres. L'intensité de la réaction est très vive. VRR associés dans presque tous les cas.

La présence de vomissements ou régurgitations récurrents associés et le niveau du refus alimentaire permettent d'avoir une idée précise de l'état de l'enfant. Il existe une relation entre l'intensité de l'hyper réactivité nauséeuse et celle des refus alimentaires.

5 Les perturbations des différentes étapes de la déglutition

Toutes les étapes de la déglutition peuvent être affectées lors de troubles de l'oralité. Les manifestations observées sont alors différentes, selon que les difficultés se situent lors de la phase de préparation buccale, lors de la phase buccale proprement dite, au stade pharyngé ou au stade œsophagien.

Lors de la préparation buccale, il peut être observé ;

- une perte de nourriture hors de la cavité buccale (bavage, fuites salivaire…) Cela est lié à une anomalie de la fermeture des lèvres ou défaut d'occlusion labiale.

- une stagnation des aliments dans la partie antérieure de la cavité buccale. C'est alors le tonus ou la sensibilité de la partie antérieure de la cavité buccale qui est en cause.

- un défaut d'aspiration du bol alimentaire s'expliquant par une mauvaise occlusion des lèvres et une contraction des joues insuffisante.

- une anomalie de la mastication et donc de la préparation du bol alimentaire quand il y a une anomalie des mouvements des mâchoires.

Un défaut de tonicité ou de motricité linguale (langue qui se creuse mal, qui n'écrase pas la tétine contre le palais…) peut être à l'origine d'une succion faible, voire inefficace.

Dans le cadre d'une déglutition adulte, une anomalie linguale peut gêner le rassemblement et la contention du bolus alimentaire. Cela risque de générer des fausses routes, les voies aériennes étant ouvertes lors de la mastication.

Au stade buccal, le temps de transit peut être augmenté si la propulsion du bolus se fait mal à cause d'une anomalie linguale.

La langue par son élévation est en partie responsable du déclenchement du réflexe de déglutition. L'élévation de la base de langue ainsi que celle de l'os hyoïde provoque en effet l'élévation du larynx.

Au stade pharyngé, on peut constater :

- un reflux de nourriture par le nez, dû à une anomalie de fermeture du palais mou.

- des fausses routes par inhalation d'aliments avant la déglutition quand il y a un défaut de stimulation de la déglutition pharyngée

- des fausses routes par inhalation de résidus alimentaires après la déglutition, liées à une diminution du péristaltisme pharyngé et/ou à une élévation insuffisante du larynx.

- des fausses routes par inhalation d'aliments pendant la phase de déglutition pharyngée expliquées par une anomalie de fermeture laryngée ou un trouble de la coordination déglutition-respiration.

Au stade œsophagien, une anomalie du sphincter inférieur de l'œsophage entraîne un reflux pouvant se traduire par des vomissements, des régurgitations, des douleurs, une toux après la déglutition.

Il peut y avoir un trouble du péristaltisme œsophagien dans le cas d'achalasie (le relâchement du sphincter ne se fait pas), de sténose, c'est-à-dire un rétrécissement de l'œsophage, qui peut être congénitale, ou acquise, suite à une chirurgie de l'atrésie de l'œsophage.

Des fistules trachéo-oesophagiennes et des diastèmes laryngo-trachéaux mettant en communication les filières digestives et respiratoires peuvent être à l'origine de fausses routes par inhalation (salivaires ou de nourriture).

CHAPITRE 6 : PRISE EN CHARGE DES TROUBLES DE L'ORALITE ET DES FONCTIONS ALIMENTAIRES

En présence de troubles des fonctions alimentaires, la prise en charge se fera suite à une évaluation des difficultés. L'évaluation se fera au sein d'une équipe pluridisciplinaire, replaçant l'enfant dans sa globalité. Elle permettra de savoir quelles sont ses potentialités mais aussi ses limites.

La prise en charge qui suivra cette évaluation sera également pluridisciplinaire, et ne se limitera pas à l'orthophonie. Elle sera l'affaire de tout l'entourage de l'enfant.

1   L'évaluation des fonctions alimentaires

Avant de prendre en charge un enfant présentant des troubles de l'oralité alimentaire, il convient, comme avant toute rééducation orthophonique, de réaliser un bilan. Crunelle (2004) et Martin (1998) proposent dans leurs ouvrages une trame pour réaliser un bilan des fonctions alimentaires.

L'entretien d'anamnèse, décrit en autre, par Leroy-Malherbe (2004) va nous renseigner sur l'histoire orale et médicale de l'enfant, intégrée au vécu alimentaire familial.

Il est important de recueillir les renseignements concernant :

- les premiers jours de vie de l'enfant,
- l'histoire de l'allaitement,
- la qualité du sevrage,
- la qualité de l'alimentation au biberon,
- le déroulement de la diversification
- l'éventuelle organisation de l'autonomie alimentaire de l'enfant si elle a été possible.

L'anamnèse doit permettre de décrire le contexte étiologique des difficultés d'alimentation, qui peut être connu ou non. Une analyse physiopathologique des troubles pourra nous orienter vers l'hypothèse d'une atteinte ORL ou neurologique.

L'observation de l'enfant au cours d'un repas permettra d'observer les points suivants :

- Dans quel environnement le repas est pris ? (réfectoire collectif bruyant, en situation duelle, un seul enfant avec l'adulte…)
- Quel est le comportement général de l'enfant lors du repas ? (pleurs, désintérêt…)
- Quel est le niveau d'autonomie de l'enfant ? (dépendant de l'adulte, peut amener la cuillerée à sa bouche, peut boire au verre seul…) Les couverts sont-ils adaptés ?
- Quelle est la posture globale de l'enfant ? (en hyper-extension, hypotonique), Comment est-il installé ? (fauteuil roulant, sur une chaise, sur les genoux d'un adulte…)
- Quel est le type d'alimentation proposée ? (liquide, semi-liquide, mixée, petits morceaux…)
- Quelles sont les capacités de mastication de l'enfant ?
- Des signes de fausses routes sont-ils notés ?(en buvant, en mangeant)
- Comment l'enfant s'hydrate-t-il ? (eau, eau gélifiée ou épaissie…)
- La prise alimentaire provoque-t-elle un bavage ?

Les observations sont à compléter, lors d'un examen en dehors du temps de repas. On interrogera l'entourage afin d'obtenir les informations suivantes :

- Quel est l'état de santé général ?
- Quel est l'état pulmonaire ? L'enfant souffre-t-il de pneumopathies fréquentes, signe de fausses routes de déglutition ?
- Quel est le mode respiratoire ? La respiration nasale est-elle possible ?
- Quel est l'état digestif de l'enfant ? Souffre-t-il de troubles du transit ? d'un reflux gastro-œsophagien ?
- Quelles sont les capacités de compréhension et d'expression du sujet ?
- Quelles sont les capacités cognitives de l'enfant ?
- Y-a-t'il un autre mode d'alimentation que l'apport oral ? (nutrition entérale ou parentérale)

- Quel est l'état bucco-dentaire de l'enfant ? On vérifiera le nombre, l'état et la position des dents. On notera un éventuel saignement des gencives. On soulignera une éventuelle non-concordance des maxillaires, c'est-à-dire un rétrognatisme ou un prognatisme.
- Observe-t-on une anomalie morphologique de la face ?

Il faut réaliser une observation détaillée de la sphère oro-faciale, dont Couture and al. (1997) donne les principaux éléments. On décrira la position de repos des différents éléments anatomiques la constituant, on parle de l'examen statique. L'examen dynamique permet d'évaluer leur motricité fonctionnelle.

- Les lèvres :
  - Au repos, sont-elles jointes ou ouvertes ? Sont-elles hypo ou hypertoniques ? Une éversion de la lèvre inférieure peut être signe d'une faiblesse musculaire.
  - Quelle est leur sensibilité ?
  - Les exercices d'ouverture, d'arrondissement et de fermeture labiale peuvent-ils être réalisés par l'enfant ? (bruit du baiser, du poisson, prononcer « i-u » sans sonoriser…)

- Les joues :
  - Exercer, à l'aide d'un abaisse-langue, une pression sur la face interne des joues en demandant à l'enfant d'y résister, permet d'apprécier la force des joues
  - Demander à l'enfant de gonfler les joues, de faire passer l'air d'une joue à l'autre permet d'évaluer sa motricité jugale
  - La langue :
    - Quel est son volume, sa forme ? Certains enfants peuvent présenter une macro ou microglossie.
    - Quelle est sa position de repos ? La position « normale » de la langue est haute, l'apex derrière les incisives supérieures, et le dos étalé. Elle occupe alors la majeure partie de la cavité buccale mais ne déborde pas des arcades.

      Il existe différentes positions de repos pathologiques On peut observer l'interposition de la langue entre les incisives ou les molaires, ce qui gêne de développement vertical. La langue peut également prendre appui sur les

69

incisives supérieures ou inférieures ce qui risque d'entraîner une proalvéolie (une avancée des incisive). Lorsque la langue est en position basse, ce qui peut être en lien avec un frein de langue trop court, elle n'exerce plus, au niveau molaire, de forces opposées à celles des joues, cela peut entraîner un hypodéveloppement transversal.

▪ Faire réaliser, par imitation ou sur ordre des praxies linguales permet d'évaluer la tonicité et la motricité. Mobiliser la langue latéralement, claquer la langue, faire semblant de lécher sont des exercices possibles.

- Le palais :
  ▪ On note si le palais présente une anomalie anatomique. La voûte palatine peut être étroite ou ogivale. Le voile du palais peut être bifide, trop court. Il peut avoir subi une intervention chirurgicale dans le cas de fentes palatines.
  ▪ On vérifiera la possibilité d'élévation du voile en faisant produire un A tenu et la possibilité de réaliser des mouvements alternatifs en produisant des séries de « A-AN ».

On observera lors de cet examen les différents réflexes oraux.

Le réflexe nauséeux peut être déclenché par une stimulation tactile. On recherche donc à quel niveau la stimulation entraîne le déclenchement du réflexe nauséeux.
On note qu'il est normal s'il se déclenche quand on stimule le palais dur ou la base de langue.
Il est excessif quand il se déclenche dès que l'on touche les lèvres ou l'apex lingual, on parle d'hyper-nauséeux.
Il est faible voire inexistant quand il ne se déclenche peu ou pas alors que l'on touche le voile ou en arrière de la base de langue.

Rechercher le réflexe vélo-palatin permet de s'assurer de l'intégrité du nerf-glosso-pharyngien. Ce réflexe correspond à la contraction unilatérale du voile du palais provoquée par un attouchement léger de sa muqueuse, à droite ou à gauche de la ligne médiane.

On vérifie si le réflexe de toux est présent et efficace. Des troubles de la sensibilité peuvent l'abolir, il est alors important de noter son absence car cela met l'enfant en grande difficulté.

Les réflexes nauséeux, vélo-palatin et tussigènes sont des réflexes oraux normaux, on s'assure donc lors de l'examen qu'ils soient bien présents.

Réflexe de succion, de fouissement, de pression alternative et des points cardinaux sont des réflexes primaires, il est normal de les observer chez le bébé. Ils s'effacent progressivement avec la maturation du système nerveux. L'âge d'effacement de ces réflexes permet d'évaluer le niveau d'évolution du système nerveux central.

La persistance du réflexe de succion signe le fait que la langue n'est pas sous le contrôle volontaire, elle ne pourra donc pas diriger efficacement les aliments dans la cavité buccale. Quand le réflexe de pression alternative ne s'efface pas, le maintien de la fermeture buccale lors de la déglutition va être contrarié.

Le réflexe palmo-mentonnier est également un réflexe archaïque. La stimulation appuyée de la paume de la main provoque la contraction des muscles de la houppe du menton.

Afin de savoir si l'enfant mastique correctement, on peut réaliser le test suivant, en dehors du repas.

- *1ère partie :* il suffit d'introduire une mouillette de pain ou un morceau de biscuit entre la joue et les molaires au niveau de la mâchoire inférieure. On observe alors le travail de la langue.
  - Si celle-ci reste en position médiane en faisant des mouvements d'avant en arrière, cela indique que le sujet avale par mouvements de succion les morceaux intacts et donc qu'il ne mâche pas.
  - Si par contre, la langue se dirige vers le morceau de biscuit qui est situé entre la joue et les molaires au niveau de la mâchoire inférieure c'est de bon pronostic. On teste cette fonction des deux côtés afin de vérifier s'il existe un côté préférentiel.
- *2ème partie :* on introduit le morceau de biscuit sur le bout de la langue, au milieu, et on observe si la langue est capable d'envoyer ce morceau sous les molaires afin de le broyer.
  - Si ce n'est pas le cas, cela signifie que la personne a des difficultés à véhiculer les aliments vers les cotés, sous les molaires.
  - Si c'est le cas, c'est que la langue semble bien jouer son rôle "d'accompagnement vers le broyage" et on se retrouve dans la situation décrite en 1ière partie. On

observe alors la vigueur de la mastication. On vérifie donc aussi, comme décrit précédemment, si le sujet présente un côté préférentiel pour la mastication.

Grâce à ce test, on connaitra le côté préférentiel de l'enfant et ses capacités de mastication. On adaptera ainsi la texture à proposer au repas et on prévoira si besoin un entrainement de la mastication lors de la prise en charge, en dehors du repas.

Des examens complémentaires permettent d'explorer les troubles de la déglutition. (Bleeckx D. , 2001) Proposés suite à l'examen clinique, ces examens sont la plupart du temps un examen en nasofibroscopie ou une vidéoradioscopie de la déglutition. Ils sont réalisés quand une atteinte du temps pharyngien est suspectée, c'est-à-dire quand un enfant présente des signes d'appel tels qu'une toux pendant ou après le repas, une cyanose pendant le repas, des infections pulmonaires répétées. Ces explorations seront également indiquées chez un enfant souffrant d'une pathologie susceptible de provoquer des anomalies du temps pharyngien.

2 La prise en charge des troubles de l'oralité alimentaire

Comme dans toute prise en charge, il faudra s'adapter en fonction des capacités de l'enfant, des difficultés observées, de l'origine de celles-ci. La prise en charge dépend également de l'âge de l'enfant.

2.1 Principes généraux

2.1.1 Age de l'enfant et modalités de prise en charge

L'intervention face à des troubles de l'oralité sera différente selon l'âge de l'enfant présentant ces troubles.

Entre 0 et 2/3 ans, l'enfant est dans une période d'expérimentation et de maturation d'une nouvelle capacité motrice. Pendant cette période, on parlera d'intervention précoce. Le but de cette intervention sera d'inhiber des stratégies motrices inadaptées, afin d'éviter leur ancrage.

Il faudra aider l'enfant à élaborer des schèmes moteurs normaux et à les automatiser. Cette intervention est spécifique et sa précocité est importante.

La démarche de l'équipe pluridisciplinaire est alors éducative. L'objectif est d'aider l'enfant à construire, instrumenter et automatiser la motricité de déglutition.

Chez les plus grands, enfants ou adultes, la démarche devient rééducative. Les objectifs sont différents. On cherche à détruire des schèmes moteurs anormaux qui ont été automatisés. Il faut aider le patient à intégrer une motricité adaptée à la fonction.

En cas d'accident ou de chirurgie, on va viser la reconstruction des capacités antérieures. Si cette récupération n'est pas possible, on aidera à la mise en place de stratégies de compensation.

2.1.2 Moment de la prise en charge et objectifs

Troubles de l'oralité alimentaire et repas sont obligatoirement liés, la prise en charge le sera donc également. Cependant le repas ne doit en aucun cas se transformer en séance de rééducation ou en démarche éducative.

Il faudra donc agir au moment du repas, mais aussi en dehors. Selon le moment de l'intervention, les objectifs seront différents et paraîtront même parfois contradictoires.

Lors du repas, il faudra veiller à ce que manger reste un plaisir. On cherchera donc à favoriser au maximum la prise alimentaire, en éliminant les éléments parasites, mais en faisant en sorte que le confort du patient soit lui aussi maximal. On va compenser les difficultés.

En dehors du repas, en séance, on va au contraire, travailler les difficultés rencontrées par le patient, de façon passive ou active. On va « appuyer là où ça fait mal ».

2.2   Les adaptations pendant le repas

2.2.1   L'installation

Une mauvaise posture peut gêner l'alimentation, il faut donc veiller à ce que l'installation du sujet soit la plus adaptée et la plus confortable possible. Le kinésithérapeute pourra aider à cette installation.

Il faut éviter toute hyperextension de la tête car une position de tête trop en arrière augmente le risque de fausses routes. En effet, l'extension ; tête et cou en arrière, empêche l'ascension du larynx, ce qui conduit à une fermeture imparfaite des voies aériennes.

De plus, la position en extension de la tête va favoriser une ouverture de bouche, tandis que la flexion favorisera la fermeture. Un cale-nuque, ou mieux, un contrôle manuel, permettra de garder la tête en flexion. Le contrôle par la main est préférable car il permet de sentir toute tension ou relâchement et donc va pouvoir s'adapter à tout moment en fonction de ces variations.

La position de la personne donnant à manger peut parfois contribuer à l'extension de la tête, alors qu'au départ le sujet est bien installé. En effet, si la personne qui nourrit est debout, la cuillère vient d'en haut, or en cherchant à la suivre des yeux, l'enfant va automatiquement se mettre en extension. Il en sera de même quand la personne va retirer la cuillère, elle la mettra verticale, et pour suivre le mouvement, la tête sera en extension.
Quand la personne qui nourrit se place à coté du patient, cela induit une torsion de la tête chez le sujet qui cherche à regarder la personne qui le nourrit et à suivre le trajet de la cuillère.

La position idéale pour l'aidant qui nourrit est donc d'être toujours un peu plus bas que la personne alimentée, ou de veiller à ce que la cuillère arrive par le bas. Il est préférable que le patient puisse capter le regard de l'aidant et suivre le trajet de la cuillère, tout en restant en position symétrique, la personne qui nourrit se placera donc en face de lui ou de trois quarts.

2.2.2   Le matériel

Il est possible d'utiliser du matériel spécifique, l'ergothérapeute pouvant aider à cette adaptation.

Pour les aliments solides, on peut avoir recours à une cuillère en métal recouverte de plastique, qui sera ainsi solide mais non-agressive. Des aides techniques existent afin de porter de façon autonome les aliments en bouche, des couverts à manche adaptés, des assiettes à rebord pour remplir plus facilement les couverts, des feeders (supports de bras animés) quand la force musculaire est insuffisante.

Pour les liquides, il faut veiller à ce que le verre soit suffisamment rempli pour ne pas mettre la tête en arrière. Différents verres ou gobelets de forme adaptée pourront être proposés, le choix sera facilité par le recours à un ergothérapeute.
On peut également utiliser un épaississant.

2.2.3 Les aliments

Pendant le repas, on prendra soin d'éviter les aliments et textures risquant de provoquer des réactions de refus.

On choisira de donner des morceaux ou du mixé, selon les possibilités masticatoires. Toute difficulté de mastication doit faire choisir une alimentation mixée. Présenter les plats de cette façon permettra de diminuer le temps des repas. Plus facilement pris, le repas permettra une meilleure prise de poids. D'une part, l'enfant sera moins fatigué et dépensera moins d'énergie à s'alimenter. D'autre part, les aliments mixés seront mieux assimilés.

Pour tous, il convient d'éviter les aliments qui peuvent se coller à la muqueuse et gêner la déglutition : la salade, les crêpes, la pâte feuilletée, la pâte à choux, la peau des pêches ou des tomates... Les carottes, le chou et le céleri râpés sont à éliminer car leur mastication est très difficile. La façon de mixer les aliments peut être adaptée en fonction des capacités. Cependant dans chaque cas, l'alimentation peut rester variée et présentée avec goût.

- Hachée ou moulinée : la viande est moulinée, les légumes écrasés dans l'assiette ; on exclut les fibres végétales crues dures (carotte, céleri, pommes, salades...) ; cette texture est destinée aux personnes mastiquant peu mais avec une bonne mobilité latérale de la langue et sans troubles de la déglutition. Pour les desserts, tous conviennent, à part les fruits crus durs.

- Moulinée sans graines : ce régime est identique au précédent avec exclusion des petites graines (riz, taboulé, coquillettes, lentilles, petits pois...) car elles sont difficiles à homogénéiser dans la bouche ; cette texture convient aux personnes mastiquant peu avec une bonne mobilité latérale de la langue mais présentant des risques de fausses routes directes ou indirectes. Il convient d'écraser les fruits murs et les pâtisseries afin de les homogénéiser.

- Mixée : tous les aliments sont mixés très finement séparément ; les fromages fondus collants (type crème de gruyère) sont additionnés aux purées et aux potages ; cette texture est destinée aux personnes souffrant de troubles de la déglutition ou ayant une mastication inexistante sans aucune mobilité latérale de la langue, mais acceptant des petites variations de texture, l'intérêt étant de différencier les goûts. Les desserts seront composés de fruits crus mixés, compotes, desserts lactés avec ou sans féculents ou toute autre préparation mixée avec un liant (lait, crème pâtissière, épaississant...).

- Mixée « pommade » : la viande et les légumes sont mixés ensemble avec de la sauce ; on y ajoute également les fromages fondus : cette texture s'impose aux personnes souffrant de troubles de la déglutition importants et ne supportant qu'une texture lisse. Les desserts se limitent aux fruits crus mixés, compotes, desserts lactés sans féculents (yaourt, petit suisse, fromage blanc, flan, crème dessert...) que l'on peut épaissir au besoin.

En adaptant la texture proposée en fonction des capacités de mastication, on évitera ainsi les risques du corps solide bloqué dans le larynx, qui oblige parfois à effectuer la manœuvre d'urgence de type Heimlich.

2.2.4 La fermeture de la bouche

On observe chez certains enfants des difficultés à fermer la bouche. Ces difficultés peuvent s'expliquer par la persistance du réflexe de pression alternative. Les sujets conservant ce réflexe ne peuvent alors ramasser le contenu de la cuillère et compensent par un mouvement de succion avec la langue.

On peut alors, pendant le repas, aider à obtenir une fermeture fonctionnelle de la bouche. On procèdera ainsi :
- on présente la cuillère horizontalement et on l'introduit complètement dans la bouche
- on appuie franchement sur la langue avec la cuillère
- on aide manuellement à fermer les lèvres
- on retire la cuillère sans que l'enfant n'en ramasse le contenu avec les dents

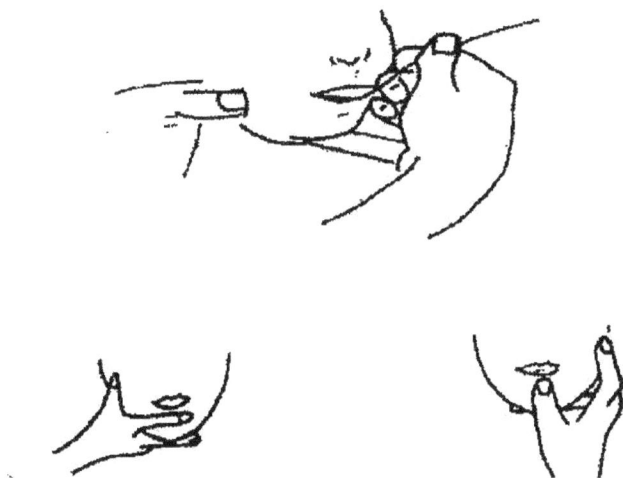

Figure 7 Aider à la fermeture de bouche

L'appui sur la langue avec la cuillère permet de contrer les mouvements de protrusion linguale. Les mouvements antéro-postérieurs de la langue correspondent à un autre réflexe oral, le réflexe de succion du nouveau-né. L'inhibition de ce réflexe assurée par l'appui sur la pointe de langue, qui doit être fait très lourdement, permet également de rendre le temps buccal plus fonctionnel. La pression va, en effet, gêner la langue, qui va se dérober en amorçant un recul et une ascension. Cela va rendre la propulsion du bol plus efficace.

Les enfants qui ne parviennent pas à fermer la bouche risquent d'éprouver des difficultés quand on leur proposera à boire au verre Il faudra donc les aider à boire au verre.

- L'enfant a la tête légèrement penchée en avant.
- On remplit le verre à moitié.
- L'enfant ferme la bouche, on l'aide de la même façon que pour la cuillère, s'il en a besoin
- On pose le verre sur la lèvre inférieure.
- On amène doucement le liquide au contact de la lèvre supérieure.

- On attend la réaction active de la lèvre supérieure qui va venir aspirer le liquide. Certains enfants peuvent alors présenter un temps de latence important, et l'aspiration ne se déclenche parfois qu'au bout d'une minute.

Il faut être attentif à :

- ne pas vider le contenu du verre dans la bouche
- ne pas enfoncer le verre entre les dents ou sur la langue
- ne pas laisser l'enfant avaler bouche ouverte
- ne pas renverser la tête en arrière

On peut utiliser un gobelet en plastique échancré, qui permet de maintenir la tête en hyper-flexion sans que le bord du verre vienne se cogner contre le nez de l'enfant, et ce même quand le verre est presque vide.

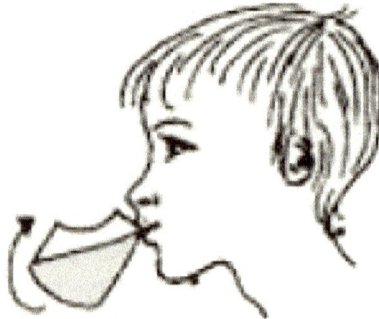

Figure 8 Boire au verre

Quand la boisson au verre reste difficile, il faut veiller à ce que l'enfant soit tout de même bien hydrater. On va alors, en parallèle à l'apprentissage de la boisson au verre, proposer à l'enfant de l'eau gélifiée ou épaissie. L'eau gélifiée peut être préparée à partir de feuilles de gélatine du commerce. Des laboratoires, DHN par exemple, proposent des produits prêts à l'emploi, comme les eaux Gelodiet® gélifiées et aromatisées. L'eau gélifiée est cependant de plus en plus abandonnée au profit de l'eau épaissie. L'eau gélifiée a la particularité de fondre dans la bouche si la déglutition n'est pas déclenchée immédiatement. L'eau additionnée d'un épaississant à base de poudre d'amidon n'a pas cet inconvénient. De plus, l'épaississant est utilisable instantanément à froid, il est donc plus maniable et très pratique. Il se présente sous forme de poudre. On trouve chez DHN la poudre épaississante Magic Mix® et le laboratoire Nutricia propose l'épaississant Nutilis®

Il est également possible de varier les boissons proposées. Si on tient compte des préférences de l'enfant, la motivation aidera à faire accepter la boisson au verre.

Proposer de l'eau fraîche ou même à température ambiante à un enfant présentant une hypersensibilité et ne supportant pas les aliments froids risque de ne pas l'inciter à boire. On pensera alors à lui proposer de l'eau tiède, à une température de 35° environ.

Des boissons gazeuses peuvent être plus attractives pour l'enfant. Les boissons sucrées peuvent également rendre service parfois, mais il faut bien sûr, ne pas en abuser.

L'adaptation lors du repas passera également par la prise en compte du contexte dans lequel il se déroule. Il faudra en effet veiller à faire en sorte que le moment du repas reste un moment agréable, de convivialité. Les réfectoires sont souvent des lieux bruyants et agités, certains peuvent se sentir agressés, tandis que d'autres seront rapidement distraits par l'agitation.

Une interaction de qualité entre le patient et son entourage devra être la meilleure possible, pour cela, l'information est indispensable pour diminuer l'angoisse générer par la prise alimentaire. (Dessain-Gelinet, 2002)

2.3 En dehors du repas

La prise en charge des troubles de l'oralité en dehors des repas aura pour objectif de limiter les difficultés rencontrées par l'enfant. Avant de commencer tout travail concernant l'alimentation, il faudra, si une hypersensibilité est notée, passer par un travail corporel et une désensibilisation des défenses tactiles.

2.3.1 Désensibilisation des défenses tactiles

Les enfants ayant des troubles de l'oralité présentent parfois une hypersensibilité qui peut, en plus de toucher la sphère orale, concerner les extrémités corporelles. (pieds, mains) Cela peut d'ailleurs expliquer le fait que certains d'entre eux refusent de toucher la nourriture.

On pourra pour cela proposer à l'enfant diverses activités en fonction de ses capacités. Certaines des idées qui suivent sont issus des ouvrages d'I. Barbier.(2002, 2004)

- Les activités manuelles.

La désensibilisation pourra passer par toutes sortes d'activités telles que la pâte à modeler, la peinture à doigts, la pâte à sel…

- La sensibilisation à différentes textures

On peut proposer à l'enfant de marcher, ramper sur différentes textures et différents objets : textures rugueuses, molles, qui font du bruit…

Les tapis d'éveil peuvent constituer un outil intéressant, tout comme les livres tactiles.

Il est important de ne pas toujours proposer des textures douces à l'enfant mais de le confronter à des supports qui lui apporteront un maximum d'informations sur un plan tactile.

2.3.2 Autour de la bouche

On va progressivement proposer diverses stimulations au niveau de la bouche, en dehors des temps de repas afin que l'enfant s'habitue à de nouvelles sensations.

Il est souvent intéressant de structurer dans le temps l'activité pour que l'enfant puisse prendre des repères et anticiper sur ce qui va se passer.

On peut donc proposer un rituel de début et de fin de séance, ce pourra être une comptine, toujours la même.

Pour la même raison, les différentes étapes de l'activité doivent être réalisées dans un ordre défini qui sera conservé à chaque séance.

Par exemple, on commence par des stimulations tactiles au niveau des mains, puis du visage, puis de la bouche, avant de proposer un aliment à goûter.

Quand l'enfant sera rassuré par la répétition des mêmes exercices au fil des séances, on pourra introduire des variantes ou des nouveautés.

Il faut toujours encourager et féliciter l'enfant lors de ces séances.

On propose d'abord des stimulations tactiles au niveau des mains, loin de la bouche. Une comptine associée aux stimulations peut rendre l'activité plus ludique. L'utilisation d'une marionnette, d'une peluche ou d'un gant de toilette fantaisie peut être un moyen de rendre les massages plus attrayants.

Pour varier les sensations, on peut proposer différents supports et textures : la main, des boules de coton, des pinceaux, des brosses douces, des plumes, des objets vibrants…

Les stimulations tactiles au niveau de visage seront amenées progressivement, en commençant par l'extérieur du visage, pour se rapprocher peu à peu de la bouche. On peut également y ajouter une comptine, ou en profiter pour nommer les différentes parties du visage, en annonçant à l'avance quelle partie on va aller toucher, pour que l'enfant soit prévenu.

Il est préférable de commencer par des massages appuyés, sous forme de pressions exercées par la main, qui sont souvent mieux acceptés que des effleurements. Puis on peut varier le matériel comme pour les stimulations au niveau des mains.

Quand ces stimulations au niveau du visage sont bien tolérées par l'enfant, on peut alors essayer de stimuler la bouche de l'enfant. On commence par les lèvres et les gencives. On essayera progressivement d'aller plus loin dans la bouche. Pouvoir toucher les dents, l'intérieur des joues, la langue, le palais nécessite que l'enfant se soit habitué aux stimulations précédentes.

On peut utiliser le doigt, une brosse à dents douce, spéciale bébé, un « Chewy Tube® » ou une brosse vibrante. Il faut être vigilant à ne jamais déclencher de réflexe nauséeux chez l'enfant. Si c'est le cas, il faut aller moins profondément dans la bouche. On pensera toujours à annoncer à l'enfant ce que l'on va faire.

Pour faire le lien avec l'alimentation, on peut, par la suite, tremper les brosses dans un aliment que l'enfant apprécie. Ce pourra être du chocolat à tartiner, de la compote, de la confiture, du fromage fondu…

Quand l'enfant accepte des stimulations tactiles au niveau de la sphère orale, il est alors possible de mettre en place une désensibilisation si un hyper nauséeux est observé.

2.3.3   La désensibilisation de l'hypernauséeux

Les massages proposés par Senez(2004), afin d'inhiber l'hyper-réactivité du réflexe nauséeux sont des massages de désensibilisation qui sont à rapprocher des massages de désensitisation pratiqués quand un patient présente, à la suite d'un traumatisme, une hyperpathie de la main.

Le principe de la désensibilisation est le même que celui de la désensitisation : on pratique des stimulations répétées, pluriquotidiennes et progressives, qui seront de mieux en mieux acceptées. On évite de dépasser le seuil momentané de déclenchement du réflexe.

Les massages se font par des gestes très appuyés et rapides, ressemblant à une friction très énergique et très appuyée, comme lorsque l'on veut effacer un mot avec une gomme sur une feuille de papier. Cette stimulation provoque une sensation d'échauffement, alors que des effleurements feraient ressentir des sensations de chatouillement assez désagréables.

Les massages se feront toujours dans le même ordre. On commencera par les gencives, afin de préparer le sujet, avant de stimuler le palais et la langue qui sont des zones hyper-sensibles.

On massera donc en faisant trois passages aller-retour :
- la gencive supérieure, droite, puis gauche. A chaque aller-retour sur la face extérieure, on partira du point situé entre les deux incisives supérieures, pour y revenir.
- la gencive inférieure, droite puis gauche, de la même façon.
- la région apicale et médiane du palais, puis palais côté droit, puis gauche. On partira de la région apicale, derrière les incisives supérieures.

On terminera par un appui énergique et rapide sur la pointe de la langue, la plaquant sur le plancher buccal. La progression pour la désensibilisation au niveau de la langue est plus lente. L'appui exercé sur celle-ci peut être moins toléré que les massages des gencives.

Les différentes étapes des massages seront enchaînées à vive allure.
Au début, on donnera très peu d'amplitude aux massages, le doigt s'éloignant que très légèrement des points de repère. L'amplitude des mouvements est augmentée progressivement, semaine après semaine, en fonction des réactions du sujet.

La première semaine, par exemple, pour le massage de la gencive supérieure, le mouvement ne dépassera pas la zone de la première incisive. Ce n'est qu'au bout de quelques mois, que l'amplitude maximale des mouvements sera atteinte. On pourra alors masser les gencives des incisives jusqu'aux dernières molaires, et le palais jusqu'à la limite du palais mou.

Le temps nécessaire pour atteindre l'amplitude maximale des mouvements va être variable selon les cas. Cela va essentiellement dépendre de la fréquence et de la régularité de réalisation des massages dans le temps.
La qualité du geste va également jouer un rôle : une friction qui n'est pas suffisamment appuyée, rapide et énergique risque de provoquer le déclenchement d'un nauséeux et de retarder la progression de la désensibilisation.
Le stade du nauséeux noté au début de la désensibilisation va aussi influencer la durée nécessaire pour aboutir à l'amplitude maximale. Un enfant présentant un nauséeux de stade 1 ou 2 tolèrera plus facilement des massages d'amplitude maximale que celui avec un nauséeux de stade 5.

Les massages ont pour fonction de suppléer aux expériences faites par l'enfant dans le développement normal. Ces expériences, sources de stimulations pluri-quotidiennes et très répétitives permettent l'inhibition des automatismes bulbaires, grâce aux intégrations corticales sensori-motrices. Réaliser huit fois par jour et chaque jour les massages permet de remplacer les expériences vécues par l'enfant dans le développement normal.

Au bout de deux mois, des résultats sont visibles, mais il faut cependant continuer les massages afin que l'inhibition du réflexe soit engrammée au niveau cortical. Le délai nécessaire à cet engrammage est de sept mois. Il sera donc important de pratiquer les massages pendant toute cette période, les interrompre trop précocement suite à des progrès apparus assez rapidement peut conduire à un échec. On risque alors de voir réapparaître l'hyper-sensibilité du nauséeux.

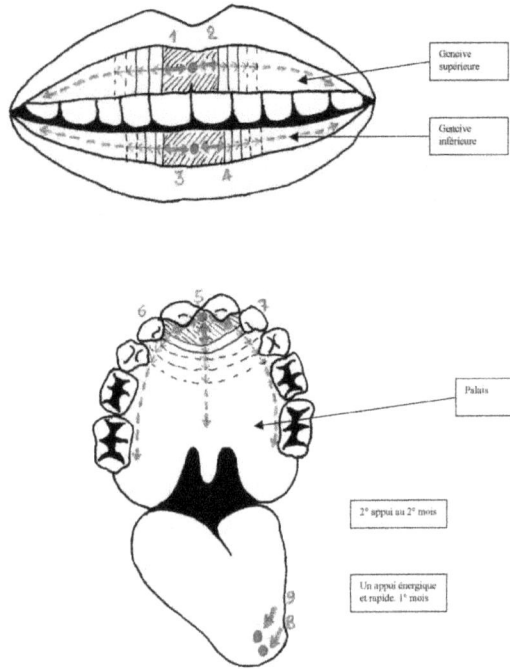

Figure 9 Les massages de désensibilisation de l'hypernauséeeux
Les points rouges indiquent les points de repère d'où partent et reviennent les trois passages aller-retour.
Les flèches indiquent les trois aller-retour.
Les chiffres verts donnent l'ordre dans lequel les massages sont faits.
La zone hachurée en bleu indique l'amplitude du mouvement la première semaine.
Les traits bleus indiquent l'amplitude à atteindre chaque semaine.
Le pointillé vert indique le trajet et l'amplitude des massages au cours du traitement.
(Senez, 2002)

Un autre type de massages est proposé en cas de pertes salivaires.

2.3.4 La prise en charge du bavage

En cas de pertes salivaires, il faut que l'enfant puisse supporter des stimulations au niveau de la bouche pour mettre en place une rééducation.

Cette rééducation peut associer traitement de Rood et massages. Elle est proposée quand le bavage provient d'une hypoesthésie buccale (difficulté à prendre des informations sur ce qui se passe dans la bouche). Cette anomalie entraîne un feedback sensori-moteur défectueux et un nombre réduit de déglutitions spontanées.

Le principe est donc de provoquer des déglutitions à déclenchement automatique grâce à des stimulations des zones réflexogènes dans la cavité buccale. Cela permettra d'augmenter au fil des semaines les déglutitions spontanées. Cette rééducation doit se faire à un rythme soutenu, pendant douze mois. On pourra effectuer la rééducation avant les deux repas principaux.

On commencera par stimuler toute la muqueuse du palais par un effleurement lent. Puis on aide à la fermeture de bouche et on la maintient pendant quelques secondes en surveillant si une déglutition se déclenche. On recommence quatre fois.

Comme pour le traitement Rood, on utilisera ensuite des bâtons glacés fabriqués dans des moules à sucettes glacées ou dans des seringues remplies aux trois quarts d'eau.

On fera glisser ce bâton de glace le long du dos de la langue, en partant du fond, tout en appuyant fortement.

Le contact de la glace va provoquer une série de déglutitions, pendant lesquelles il faudra aider l'enfant à garder la bouche fermée.

On répétera ce passage du glaçon de l'arrière vers l'avant quatre à cinq fois.

Les résultats, qui selon Senez, ne sont pas aussi bons que pour la désensibilisation de l'hypernauséeux, quand ils arrivent, sont cependant assez rapides.

Si aucun résultat n'est observé après trois mois, il est recommandé d'arrêter.

En cas de succès, il ne faut au contraire, pas arrêter du jour au lendemain. On diminuera progressivement le rythme des séances en vérifiant si les résultats obtenus sont conservés. On passera à une séance par jour, puis si les acquis restent stables, on pourra proposer une séance tous les deux jours.

Des facteurs favorisent le bavage :

- la tête penchée en avant
- la non-fermeture de bouche
- la respiration orale
- la protrusion de la langue
- une déglutition peu efficace.

Les stimulations buccales aideront à normaliser la sensibilité.

Un défaut de sensibilité peut également empêcher l'enfant de sentir que son menton est mouillé. Il faudra alors essayer de lui en faire prendre conscience. Lui demander à certains moments si son menton est sec ou mouillé, lui rappeler d'avaler sa salive peut l'aider. Un poignet en tissu éponge utilisé par les joueurs de tennis peut remplacer le foulard. Il faudra alors que l'enfant pense à s'essuyer la bouche plutôt que d'attendre qu'un adulte le fasse.

Il faudra aussi apprendre à l'enfant à adopter une respiration nasale. Il est avant tout indispensable de vérifier que cette respiration nasale ne soit pas rendue impossible par un nez encombré.
On essaiera de faire prendre conscience à l'enfant du souffle nasal, en passant par le jeu. On fera s'envoler des plumes, du polystyrène, des bouts de papier.
Un apprentissage passif de la respiration nasale peut également être possible. On ne demandera rien de volontaire à l'enfant, le but étant de créer un automatisme. On fermera la bouche du sujet quelques minutes par jour, ce qui l'oblige à respirer par le nez. On augmentera progressivement les temps de fermeture buccale.

2.3.5   Entrainement à la mastication

L'introduction des morceaux est souvent une étape difficile. En plus de la difficulté à accepter la présence en bouche de ces morceaux, l'enfant peut présenter des troubles de la mastication.

Il faudra alors l'aider à acquérir, si besoin, une motricité linguale suffisante, afin qu'il puisse former le bol alimentaire et l'orienter.
On va alors tonifier et mobiliser la langue. Pour cela, on proposera à l'enfant des massages pratiqués à l'aide de petites brosses à dents, spéciales bébé, très souples.

La mobilité linguale pourra également être encouragée en étalant un peu de nourriture autour de la bouche, pour que l'enfant ait envie de lécher ses lèvres. On choisira en fonction des goûts de l'enfant de la compote, du chocolat à tartiner, du yaourt…

Placer la nourriture sur le côté, dans la joue obligera l'enfant à mobiliser sa langue afin de former le bolus.

Si l'enfant en est capable, on pourra lui demander d'exécuter, sur ordre ou sur imitation des praxies linguales (tirer la langue, la diriger d'un coin de la bouche à l'autre…)

Si la mobilisation des mâchoires pose problème, on peut également proposer différents exercices à l'enfant pour entraîner la mastication.

On peut donner à l'enfant des objets à mordiller (hochets, anneaux de dentition…) Avant de lui mettre en bouche, on commencera par caresser d'abord les lèvres de l'enfant avec ces objets. Ensuite, on pourra les introduire entre les lèvres puis entre les dents. On essayera de tirer sur l'objet pour le reprendre à l'enfant, afin de provoquer chez l'enfant l'envie de le retenir et donc de mordre.

La brosse à dents pour bébé peut être de nouveau proposée. L'enfant l'ayant déjà eu en bouche lors des stimulations buccales, la connait déjà. On stimule la mastication en la plaçant entre les molaires et on incite l'enfant à mordre.

On peut ensuite tremper la brosse dans de la nourriture selon les goûts de l'enfant, afin de faire le lien avec l'alimentation.

L'étape qui suit consiste à introduire des aliments nécessitant une mastication, toujours en dehors des repas principaux. Il faut que l'enfant soit prêt à accepter cette introduction. Les aliments, en forme de bâtonnets, sont introduits latéralement sous les molaires du fond. On alterne le côté à chaque bouchée. Pour que l'enfant cherche à mobiliser sa langue, on peut déposer les morceaux du côté non préférentiel, repéré lors de l'observation du bilan, ce qui va inciter la langue à faire le travail de translation du bol alimentaire vers l'autre côté.

Pour stimuler l'enfant à mordre dans l'aliment, on peut tirer légèrement sur le nutriment choisi, ou gratter l'aliment contre le bord des dents avant de le mettre entre celles-ci. On aide, s'il en a besoin, l'enfant à fermer la bouche solidement, en contrôlant la mâchoire.

Cependant, il ne faut pas mobiliser la mâchoire de l'enfant en lui faisant ouvrir et fermer la bouche comme s'il mordait, car cela ne ferait que renforcer les anomalies.

Les aliments à favoriser sont ceux qui craquent sous les dents, car la sensation auditive provoquée par la mastication peut motiver l'enfant. Mais il faut qu'ils fondent assez rapidement avec la salive. Par exemple, pour les enfants ayant une préférence pour le salé, les biscuits apéritifs, des mouillettes de pain ou des gressins enduits de fromage fondu seront proposés. Le goût salé a l'avantage de favoriser la salivation. La pâte à tartiner ou la compote motiveront les enfants attirés par le sucré, à qui on peut présenter des petits beurres, des biscuits cuillères…

En fonction des progrès, on amène l'enfant à découvrir des aliments plus solides et des textures variées.

On peut commencer à introduire les morceaux lors des repas. Le goûter, repas souvent apprécié par les enfants peut être celui choisi pour débuter l'introduction des morceaux. Il est plus facile de faire accepter quelques morceaux en début de repas, quand l'enfant a faim. Afin d'assurer la prise suffisante de calories, les repas seront encore mixés, à l'exception d'une petite portion laissée en morceaux que l'on présentera à l'enfant.

Partie Pratique

CHAPITRE 1 : OBJECTIFS ET METHODOLOGIE

1   Objectifs du mémoire

Selon la structure dans laquelle l'orthophoniste intervient, il peut être amené à travailler auprès d'enfants trisomiques, d'enfants sourds, d'enfants atteints d'Infirmité Motrice Cérébrale, d'enfants autistes, d'enfants porteurs d'une division palatine et de tout enfant porteur d'un syndrome spécifique.

Dans ce cadre, son travail vise à favoriser la communication verbale et non-verbale, renforcer les interactions parent-enfant, proposer les stimulations indispensables à la mise en place des fonctions communicatives, rééduquer la parole, le langage oral et écrit, ainsi que tous les troubles de la sphère oro-bucco-faciale liés au handicap et donner à l'enfant un maximum d'autonomie. Il intervient pour cela auprès de l'enfant, de ses parents et de tous les autres intervenants. L'orthophoniste a un rôle d'information, de prévention, de dépistage, de diagnostic et de prise en charge.

Cette intervention se fait de plus en plus précoce et peut débuter dès les premiers mois de la vie. Certains sont donc amenés à intervenir auprès de très jeunes enfants, en particulier afin de prévenir et limiter les troubles concernant les fonctions alimentaires et l'oralité.

Les orthophonistes sont de plus en plus présents dans les services de néonatalogie, où ils proposent des protocoles de stimulations oro-faciales chez les prématurés. Leur présence au sein de ces services permet également de dispenser conseils et informations sur les troubles pouvant exister chez ces enfants à risque. Plusieurs mémoires et ouvrages visent à combler le manque d'informations à ce sujet dans le cadre de la formation initiale des professions médicales et paramédicales.

Cependant, de nombreux enfants n'ont pu bénéficier de ces programmes de stimulation. Ils présentent alors, à un âge avancé, des difficultés alimentaires alors que le repas devrait être source de plaisir et non pas de contraintes. Les protocoles de stimulation visant par exemple l'amélioration de l'efficacité de la succion, ne sont plus adaptés à ces enfants qui présentent une hypersensibilité buccale, refusant les morceaux…

Certains principes et conseils dispensés pour aider à l'alimentation des enfants atteints d'IMC peuvent être appliqués à des enfants présentant des troubles de l'oralité alimentaire suite à une nutrition artificielle, à une malformation oro-faciale, à un syndrome spécifique. L'ouvrage Rééducation des troubles de l'alimentation et de la déglutition dans les pathologies d'origine congénitale et les encéphalopathies acquises de Catherine SENEZ permet d'obtenir des pistes pour prendre en charge ces troubles.

Cependant, certains enfants, sans trouble moteur, mais avec une déficience intellectuelle ou sensorielle, ont également besoin d'un suivi dans ce domaine. Il peut alors être difficile, de part le faible nombre de publications à ce sujet, de mettre en place une rééducation qui, de plus, demandera l'implication, de l'entourage de l'enfant, familial et/ou professionnel.

Le but de notre mémoire est donc de réunir au sein d'un livret des informations afin de comprendre, repérer, et prendre en charge en dehors et au cours du repas certains troubles de l'oralité et des fonctions alimentaires.

2   Méthodologie

Afin de réaliser ce livret, il paraissait important dans un premier temps d'observer les enfants au cours de plusieurs repas. Ces observations, réalisées au sein de l'IME de Loos (59120) ont permis d'avoir un aperçu des difficultés auxquels les enfants étaient confrontés, et comment les équipes éducatives, présentes lors de ces repas, tentaient d'y remédier.

Dans un deuxième temps, un atelier, regroupant des enfants avec des troubles de l'oralité alimentaire, a permis une observation plus détaillée et individualisée.

La dernière étape, avant la réalisation du livret, a été l'élaboration et la distribution d'un questionnaire auprès des équipes éducatives de l'IME.

CHAPITRE 2 : PRESENTATION DU LIEU DES OBSERVATIONS

Les observations précédant l'élaboration du livret ont été réalisées au sein de l'Insitut Médico-Educatif (IME) de Loos (59120). Cet IME du centre médico-éducatif La Pépinière de Loos. Les prénoms des enfants dont il est question dans nos observations sont des prénoms d'emprunt.

1   Présentation de l'Institut médico-éducatif

Ce centre regroupe différentes structures adaptées aux personnes déficientes visuelles avec handicaps associés, dès la naissance et jusqu'à l'âge adulte.

Au sein du centre médico-éducatif la Pépinière, on trouve :

- Un SAFEP (service d'accompagnement familial et d'éducation précoce) pour les enfants de la naissance à 4 ans dans la région Nord-Pas-de-Calais.
- Un S3AIS (service d'aide à l'acquisition de l'autonomie et à l'intégration scolaire) pour les jeunes déficients visuels multihandicapés du Nord-Pas-de-Calais âgés de 4 à 20 ans.
- Un IME (institut médico-éducatif) accueillant 88 jeunes déficients visuels multihandicapés habitant le Nord, le Pas-de-Calais, la Somme, l'Aisne ou l'Oise, âgés de 6 à 20 ans, en internat de semaine.
- Un centre de ressources national sur le multihandicap pour les enfants ou adultes déficients visuels avec déficiences associées sur l'ensemble du territoire national.

L'IME vise à constituer pour chaque enfant un projet individualisé qui soit cohérent sur différents plans. Les aspects pédagogiques, éducatifs et thérapeutiques sont pris en compte en fonction des besoins de l'enfant. A cet effet, les équipes peuvent proposer différents moyens.

- Des moyens qui permettent de mettre en œuvre le projet pédagogique : instituteurs spécialisés, intégration scolaire quand cela est possible, dans d'autres structures locales, des éducateurs spécialisés assurant l'apprentissage du braille, l'encadrement d'ateliers braille, informatique, journal. D'autres ateliers (vannerie, horticulture, poterie, ferme, menuiserie) permettent une première formation professionnelle.

- Des moyens qui permettent de mettre en œuvre le projet éducatif :
- – Une prise en compte des potentialités de chacun pour dynamiser au maximum les capacités de développement cognitif, d'autonomie et de socialisation.
- – Une organisation de l'internat en trois services : petits, moyens et grands, eux-mêmes subdivisés en groupes de besoins. L'internat se présente sous forme de petits pavillons d'hébergement de type familial tenus par des maîtresses de maison.
- – De nombreuses activités éducatives : musique, ludothèque, travaux manuels, poneys, jardinage, animations stimulations sensorielles...
- – Une ouverture sur l'extérieur : sorties éducatives ou de loisirs, activités sportives, théâtre…

- Des moyens qui permettent de mettre en œuvre le projet thérapeutique :
- – Une équipe paramédicale complète, dont la coordination est assurée par un chef de service, regroupe kinésithérapeutes, psychologues, orthoptiste, ergothérapeute, psychomotricienne, orthophoniste.
- – Des médecins spécialistes pour assurer les visites systématiques, faire le lien avec les médecins de proximité, prescrire les rééducations, les traitements et les examens nécessaires.

Equipes éducative et paramédicale sont donc amenées à travailler ensemble afin de coordonner les projets éducatif et thérapeutique des enfants. C'est dans cette idée de collaboration qu'a été créé l'atelier Cric-Crac-Croc.

2   Présentation de l'atelier

Encadrés par l'orthophoniste de l'IME et un ou plusieurs éducateurs, les enfants y sont amenés à découvrir ou redécouvrir leur bouche et le plaisir de l'alimentation. Cela passe par des stimulations tactiles des extrémités corporelles, de la bouche, puis par la proposition d'un aliment.

2.1   Les raisons de la création de l'atelier

Mis en place depuis septembre 2001, l'atelier Cric-Crac-Croc fait suite au nombre croissant d'enfants ayant besoin d'une prise en charge de troubles alimentaires. L'orthophoniste de l'établissement monte alors le projet d'abord nommé « Atelier de stimulation bucco-faciale » en collaboration avec une éducatrice intervenant dans la « Salle basale ».

La stimulation basale, largement répandue dans les pays de langue allemande depuis quinze ans déjà, offre d'importantes possibilités de stimulation et de prise en charge des enfants, adolescents et adultes polyhandicapés profonds.

Initialement, cette approche a été développée exclusivement à l'intention des enfants polyhandicapés profonds, pour la plupart gravement déficitaires dans de nombreux domaines du développement à la suite de lésions cérébrales remontant à la prime enfance.

Cette stimulation cherche à augmenter la perception globale que l'enfant a de lui-même. Le point de départ de la stimulation basale est d'encourager l'enfant à découvrir son propre corps, ce qu'il est et ses propres possibilités.

L'enfant ne subit pas la stimulation passivement, il s'agit d'activités faites ensemble, enfant et adulte. En raison de son handicap, l'enfant ne peut faire seul certaines expériences primaires. Il paraît important de lui permettre de faire ces expériences dans son corps par des propositions appropriées.

La prise en charge sensorielle se base sur un ensemble de stimulations (globales ou ciblées) du corps de l'enfant et vise à rendre l'enfant actif à sa mesure.

C'est dans ce contexte que l'atelier a pris forme. Cependant, le repérage d'autres enfants pouvant tirer bénéfice d'une telle stimulation a conduit l'orthophoniste à organiser autrement les prises en charge concernant les troubles de l'oralité alimentaire.

Les enfants, jusqu'alors, pris en charge individuellement ont été regroupés, quand cela était possible, dans des groupes.

Les groupes constitués, reprennent alors la composition des groupes d'internats. Les éducateurs encadrant l'atelier avec l'orthophoniste sont ceux avec qui ils ont l'habitude de prendre leur repas au niveau de l'internat.

En plus de permettre la participation d'un nombre plus important d'enfants à ces séances, le fait de créer des groupes a d'autres avantages. Les enfants réunis se connaissent et ont l'habitude de prendre leur repas ensemble. Lors de l'atelier, ils s'observent. Certains s'amusent des pitreries des autres. Voir son voisin accepter une stimulation, mettre un objet à la bouche, peut inciter un enfant à l'imiter et à faire de même. De même, entendre un adulte encourager un camarade peut motiver un enfant à essayer d'obtenir les mêmes félicitations.

Le groupe a un effet positif sur la motivation des enfants qui, regroupés autour de la table, participent à un moment social, parfois plus convivial que le repas.

Le nom de Cric-Crac-Croc est donné à ces ateliers, qui se déroulent dans différents groupes, toujours suivant le même schéma.

2.2   Le déroulement de l'atelier

L'atelier Cric-Crac-Croc au sein duquel nous avons pu effectuer nos observations regroupe trois à quatre enfants, selon les semaines. Le déroulement d'autres activités (atelier musique, prise en charge paramédicale, scolaire) au même moment cause l'absence de certains enfants.

L'atelier auquel nous participons a lieu le lundi matin, juste après l'arrivée des enfants dans les salles de l'IME, une fois le pavillon d'internat quitté. C'est donc l'éducatrice qui s'est occupée du petit-déjeuner et qui encadrera le repas du midi, qui anime l'atelier avec l'orthophoniste. L'atelier a également lieu le mardi et le jeudi, en dehors de la présence de l'orthophoniste. Ce sont alors les éducateurs qui l'encadrent.

L'organisation permet que le nombre d'adultes et d'enfants soit identique. Des binômes, adulte-enfant qui ont d'abord changé chaque semaine, ont ensuite été conservés, un adulte s'occupant toujours du même enfant. Cela a été décidé après avoir observé que le changement d'adulte semblait perturber certains enfants, qui n'acceptaient plus des stimulations appréciées les semaines précédentes.

L'atelier commence par une séquence qui permet de se dire bonjour et de rappeler qui est là.
Les enfants participant au groupe le lundi, sont des enfants n'accédant pas à un langage oral.
Seul Yann présent occasionnellement, peut s'exprimer oralement.
Lors de « l'appel », on encourage chaque enfant à signaler sa présence, selon ses capacités.
(gestes, vocalisations…)

Puis, la stimulation proprement dite peut commencer. Le déroulement se fera toujours de façon ritualisée, afin que les enfants puissent se repérer et anticiper ce qui va suivre.

La première étape permet de proposer des stimulations éloignées de la bouche. Ces stimulations, accompagnées de comptines, concernent les mains.

Selon les comptines, on énumère les différents doigts, on fait sentir les différences main ouverte-poing fermé, main qui tape, qui gratte, qui chatouille...

Les comptines permettent de rendre le moment plus ludique. Elles donnent aussi des repères auditifs, qui aident à savoir ce qui va se passer. Les enfants peuvent fixer leur attention sur la voix de l'adulte et accepter plus facilement les comptines.

Quand les massages effectués avec la main, sont bien acceptés, on peut proposer de nouveaux sensations en utilisant un gant de toilette, différents tissus, des pinceaux, des cotons à démaquiller...

Afin de passer de la main au visage en douceur, le choix d'une comptine utilisée pour la stimulation de l'oralité en service de néonatologie a été fait. (Blot and al., 2007 et Willemse and al. 2006) Elle a été adaptée aux besoins de l'atelier. Les éléments servant à la stimulation de la succion pour les prématurés ont été remplacés par la stimulation de la mastication, quand cela était possible.

On stimule la main de l'enfant en y faisant des ronds à l'aide de notre doigt. Puis, on fait glisser notre main le long du bras de l'enfant, en partant de la main pour aller à l'épaule. Avec l'index, on caresse les joues de l'enfant, de l'oreille au coin de la bouche. Puis, on vient tapoter sur les lèvres de l'enfant. Ensuite, on l'incite à ouvrir la bouche, afin de toucher à l'aide de la brosse à dents spéciale bébé, les dents, les gencives, la langue, voire placer l'outil utilisé entre les molaires.

La comptine, grâce à ses paroles, vient rappeler que l'acceptation des stimulations par l'enfant est primordiale. « Seulement si tu veux bien » est la formule annonçant chacune des nouvelles stimulations.

Selon les réactions de l'enfant, le protocole propose deux options,

- « Tu ne veux pas ? Et bien, j'en reste là. Au revoir, ce sera pour une autre fois ! » dans le cas où l'enfant grimace, détourne le regard ou la tête
- « Si tu veux bien, je continue un peu plus loin... » quand la stimulation précédente n'a pas déclenché de refus de la part de l'enfant.

Cette comptine sert également à introduire la brosse à dents spéciale bébé. Avant de l'utiliser dans la bouche, il faut avoir laissé le temps à l'enfant de la découvrir, de l'avoir pris en main. La brosse peut avoir été utilisée auparavant pour les comptines sur la main.

Après qu'il l'ait eu en main et en bouche, on peut aider l'enfant à faire le lien avec la nourriture en trempant la brosse dans des aliments appréciés par l'enfant… Pâte à tartiner au chocolat, confiture, compote, fromage fondu peuvent être proposés.

L'atelier est ensuite l'occasion de présenter aux enfants un aliment. Il est possible, comme pour la brosse à dents de tremper celui-ci. Une présentation en bâtonnet rend alors la chose plus aisée. L'enfant est alors tenté de porter l'aliment à la bouche pour lécher ce qu'il avait apprécié sur la brosse. (chocolat, compote…)

Il est possible de varier les aliments proposés : des gressins, des biscuits secs coupés en bâtons, des mouillettes de pain et les nombreux biscuits du commerce présentés sous forme de bâtonnets. Ces formes allongées permettent de placer l'aliment entre les molaires, si l'enfant l'accepte.

Il faut prendre soin que les aliments puissent rapidement, grâce à la salive, fondre et ne pas s'émietter et s'éparpiller dans la bouche de l'enfant. Cette étape doit requérir toute l'attention des adultes présents et n'être proposer qu'après avoir vérifié que l'enfant ne présente pas de contre-indications médicales. Il faut également être attentif à d'éventuels risques d'allergies chez certains enfants.

On présente la même sorte d'aliment pendant plusieurs séances d'affilée. Comme chez l'enfant tout-venant, les enfants de l'atelier peuvent présenter une néophobie alimentaire. Il convient d'en tenir compte et de permettre à l'enfant de s'habituer à ce qu'on lui propose

Afin de marquer la fin de l'atelier, le changement d'activités étant parfois difficile pour certains enfants, un rituel a été mis en place. Une comptine est ainsi utilisée comme repère. Pendant que les adultes en chantent les paroles, les enfants marquent le rythme en tapant des mains sur la table. La comptine choisie est la suivante :

« C'est fini,
Pour aujourd'hui
C'était bien
A demain »

97

Notre présence lors du repas et pendant l'atelier Cric-Crac-Croc a permis d'obtenir des données qualitatives. Les difficultés rencontrées, les moyens mis en œuvre pour y remédier, les interactions entre adultes et enfants ont pu être observés.

CHAPITRE 3 : LES OBSERVATIONS AU SEIN DE L'INSTITUT MEDICO-EDUCATIF

1   Les enfants observés

Les dossiers des enfants permettent d'obtenir la description de leur histoire médicale. Les antécédents médicaux, les pathologies dont ils souffrent, y sont consignés. Cependant, l'évolution de leur alimentation n'y est pas décrite en détail.

Nous n'avons pas eu l'occasion de contacter les familles, l'accueil en internat des enfants limitant les échanges avec les parents.

1.1   Anamnèse de Victor

Victor est né le 17 avril 2002. La naissance a lieu à 41 semaines, la grossesse s'étant déroulée sans problème particulier.

Le poids de naissance est de 3kg450, la taille de 50 cm et le périmètre crânien de 33 cm.

Le score d'Apgar (Apparence, Pouls, Grimace, Activité, Respiration) effectué une minute, puis cinq minutes après la naissance pour évaluer la santé du nouveau-né, était de 10 chez Victor.

Vers l'âge de huit mois, Victor inquiète ses parents qui ont remarqué que leur enfant gardait souvent sa main gauche fermée.

Une hémiparésie du côté gauche est alors diagnostiquée.

Dans la même période, Victor présente un épisode de convulsion fébrile, sous forme d'état de mal partiel. Cet épisode est prolongé, en effet, cela durera quatre heures.

Au décours de cet état de mal, un scanner est réalisé. Celui-ci objective une atrophie de l'hémisphère cérébral droit, ainsi qu'une calcification de la capsule interne droite.

Victor est donc suivi pour une encéphalopathie fixée, corrélée à une hémi-atrophie hémisphérique droite, qui est rapportée à des séquelles ischémiques anténatales tardives.

99

Victor présente également une hypoplasie du nerf optique droit.

Victor est pris en charge au sein d'un centre d'action médico-sociale précoce, dès 2003. Un compte-rendu de la structure nous informe qu'à cette période :

« Victor a bon appétit, il mange de tout, légumes et viande et bénéficie encore d'un allaitement maternel, il n'y a pas de notion de fausse route et le transit est normal »

Il est également noté dans le dossier médical de l'enfant qu'il souffre d'allergies alimentaires. Ces indications sont les seuls éléments concernant l'histoire alimentaire de Victor dont nous disposons.

Victor bénéficie, à partir de novembre 2006, d'une prise en charge orthophonique au sein du SAFEP du centre médico-éducatif de Loos. L'orthophoniste, lors de l'entretien avec les parents de Victor note que celui-ci ne mange ses repas qu'uniquement s'ils sont mixés, avec une texture plus ou moins lisse. Victor refuse les morceaux, il les recrache. Il boit au biberon ou à la bouteille, mais n'utilise pas le verre.

Il est donc proposé aux parents de Victor que leur fils participe à l'atelier Cric-Crac-Croc, qui est organisé le mardi matin, au niveau du SAFEP. Victor y vient de novembre 2006 à juin 2007. Lors de ces séances, il est le plus souvent accompagné de sa maman. Son père est présent quelquefois.

Dès le début de sa participation à l'atelier, Victor accepte sans aucune réticence les stimulations tactiles au niveau des mains. Par contre, il se montre assez opposant dès que l'adulte, que ce soit ses parents ou un autre adulte, s'approche du visage. Cette opposition, que Victor exprime en tournant la tête ou en grimaçant, est d'autant plus marquée quand l'adulte tente d'avoir accès à sa bouche.

Progressivement, Victor va s'habituer aux stimulations proposées. Il accepte plus facilement les massages quand ils sont réalisés avec un objet vibrant plutôt qu'avec la main de l'adulte. Il va d'ailleurs accepter les vibrations sur le visage, voire dans la bouche, selon les séances.

Tout en continuant les stimulations afin de réguler l'hypersensibilité buccale, d'autres activités ont été proposées à Victor afin de l'inciter à mastiquer.

Il accepte de mettre en bouche un bâtonnet en plastique, qu'on peut parfois orienter entre les molaires, pour qu'il le mordille.

Cependant, Victor n'accepte pas, lors de l'atelier, d'avoir en bouche des aliments solides. Il tourne alors la tête, grimace, quand on lui en propose.

En septembre 2007, Victor est intégré à l'IME. Lors de la visite médicale, réalisée à l'entrée de Victor, son état général de santé est jugé bon.

L'examen ophtalmologique met en évidence de bonnes capacités visuelles chez Victor. Il présente cependant un strabisme. Il n'a pas été mis en place de correction de la vue malgré une hypermétropie aux deux yeux, ainsi qu'un astigmatisme à l'œil gauche.

A l'IME, Victor bénéficie d'un accueil au sein de l'internat. Les éducateurs notent alors que Victor accepte difficilement les nouveaux aliments, même lorsqu'ils sont mixés. Cependant, le brossage des dents est réalisé assez facilement.

Victor présente des troubles du comportement, notamment une auto-agressivité qui se manifeste, quand des contraintes lui sont imposées. Victor se mord alors les mains. Il est également noté la présence de stéréotypies comportementales (cris)

Afin d'aider Victor à communiquer, un apprentissage du PECS est en cours avec l'orthophoniste.

1.2   Anamnèse de Dimitri.

Dimitri est né le 23 décembre 1998. On note une souffrance fœtale lors de la grossesse.

L'accouchement a été prématuré, à trente semaines d'aménorrhée. Dimitri pèse alors 1700 grammes. Le dossier médical mentionne une infection materno-fœtale

Dans la période néonatale, Dimitri présente une maladie des membranes hyalines. Dimitri a souffert de bradycardies jusqu'à trente-sept semaines d'aménorrhée, et également d'un choc hypovolémique.

Dimitri a subi des interventions chirurgicales en raison d'une cataracte congénitale bilatérale.

A l'âge de 11 mois, Dimitri déclenchera des convulsions apyrétiques.

Le caryotype réalisé ne présente pas d'anomalies observables.

L'IRM met en évidence des anomalies de la substance blanche.

Dimitri bénéficie d'une prise en charge au sein d'un CAMSP à partir de juin 2000. Il présente un retard global des acquisitions. Il souffre également d'un retard staturo-pondéral majeur. Il est suivi par un ergothérapeute et un kinésithérapeute. Il est alors difficile d'enter en contact avec Dimitri.

L'alimentation est alors mixée et Dimitri refuse les morceaux.

De septembre 2003 à juin 2007, Dimitri est accueilli au sein d'un IME de la région. En raison de ses problèmes visuels, Dimitri est ensuite intégré à l'IME de Loos, en internat complet, dès septembre 2007.

En effet, Dimitri présente une déficience visuelle notable, liée à sa cataracte congénitale, et qui n'est corrigée que partiellement par le port de lunettes.

A son arrivée au sein de l'IME de Loos, Dimitri est décrit par les éducateurs comme colérique. Il se mord et crie quand on ne répond pas à sa demande. Puis, Dimitri semble, après une période d'adaptation, avoir pris ses repères.

L'équipe note que Dimitri sait se faire comprendre, même s'il n'a pas accès à un langage structuré. Il utilise alors des cris, ainsi que différents sons et gestes pour communiquer avec l'adulte.

Les éducateurs indiquent que Dimitri semble apprécier le temps du repas. Il est autonome lors du repas, et peut manger à la cuillère et boire au verre seul.

Cependant, il mange toujours mixé. La texture des aliments doit être très lisse, sinon Dimitri recrache dès qu'il trouve le moindre morceau. Il se met alors en colère et pleure.

1.3 Anamnèse de Teddy

Teddy est né le 19 mai 2000. Il a un frère jumeau. Aucun problème n'a été observé pendant la grossesse.

La naissance a eu lieu à 39 semaines, par voie basse. Teddy pèse 2 550 grammes et mesure 47 cm.

Teddy présente une cataracte congénitale.

A la naissance, Teddy ne souffre d'aucun trouble de l'alimentation ni de fausse route.

Un retard psychomoteur est noté chez Teddy. En effet, les étapes suivantes sont indiquées dans son dossier médical. La tenue de tête est acquise à l'âge de deux ans. Teddy tient assis à trois ans et est capable de marcher à l'âge de 6 ans.

A l'âge de trois ans, une cassure dans la courbe de poids de Teddy est observée, elle aura pour conséquence la mise en place d'une nutrition artificielle. Une sonde naso-gastrique sera posée, pour ensuite être remplacée par une gastrotomie en 2006.

Teddy ainsi que son frère jumeau, présentant les mêmes symptômes, mais de façon minorée, vont alors subir différents examens afin d'aboutir à un diagnostic.

Un IRM met en évidence une hyperplasie du vermis inférieur. Une acidose métabolique compensée en rapport avec une tubulopathie est également notée.

Teddy est hospitalisé dans le service des maladies métaboliques à l'Hôpital Necker afin de passer différents bilans. Un diagnostic de cytopathie mitochondriale par déficit en complexe V est alors posé pour Teddy et son frère.

Cette cytopathie mitochondriale associe une déficience corticale modérée, un syndrome cérébelleux, une cataracte congénitale bilatérale et une tubulopathie.

L'IRM présentant une hypoplasie du vermis inférieur et la biopsie musculaire concluant à un déficit du complexe V de la chaine respiratoire confirme ce diagnostic.

Teddy, ainsi que son frère, entre à l'IME de Loos en septembre 2007. Il est alors âgé de 7 ans. Il présente alors un retard psychomoteur, un retard majeur de parole et de langage dans un contexte de trouble global de la communication. Il souffre de troubles du comportement. Il a des conduites auto-agressives lorsqu'il panique.

1.4 Anamnèse de Yann

Yann est né le 16 avril 2001, à 26 semaines. Il pèse alors 650 grammes.

Yann nourri par sonde pendant toute la période néonatale, en raison de sa grande prématurité, puis à cause d'un trouble digestif a présenté des troubles de l'alimentation très jeune, qui ne sont toujours pas résolus.

La maman, rencontrée par l'orthophoniste, raconte que Yann a eu beaucoup de mal à accepter le contact avec les objets avec les mains. Les porter à la bouche était impossible pour lui, le simple fait de lui nettoyer le visage ou d'enfiler un vêtement par la tête déclencher un réflexe nauséeux.

Un bilan orthophonique est réalisé en septembre 2007 par l'orthophoniste de l'IME.

Au niveau de l'articulation, Yann a acquis tous les phonèmes qui sont bien prononcés. Une antériorisation du [ʃ] et du [ʒ] est cependant notée, qui sont produits [s] et [z].

Aucun trouble de parole n'est noté

L'examen du langage oral montre que le niveau de compréhension verbale de Yann lui permet d'exécuter correctement les consignes qui lui sont données et de fournir des réponses adaptées à des questions à propos de son nom, son âge, ses activités…

La compréhension d'une histoire courte est plus difficile pour Yann.

Au niveau de son expression verbale, Yann possède le vocabulaire quotidien et peut l'utiliser à bon escient. Cependant, sa cécité entraîne un décalage entre ses connaissances verbales et les expériences qu'il peut avoir des choses.

Au niveau de l'alimentation, Yann mange son repas mixé. Il a besoin de l'aide d'un adulte. Il ouvre peu la bouche et ne laisse pas entrer la cuillère complètement.

Yann ne présente plus, lors du bilan, de réflexe nauséeux. Cependant, il accepte difficilement les stimulations tactiles dans la bouche. Il est possible de toucher les lèvres, et le devant des gencives. Cela rend impossible le brossage des dents.

Yann n'a pas acquis la mastication. Il sait croquer un morceau, mais ne semble ensuite, pas savoir quoi faire de ce qu'il a en bouche. Il attend alors que l'aliment fonde, grâce à la salive pour l'avaler.

2   Les observations au cours du repas

Au sein de l'IME, les enfants prennent leur repas dans les pavillons d'internat. Ils sont encadrés par l'équipe éducative. Autour d'une grande table, une dizaine d'enfants déjeune donc en même temps que trois ou quatre adultes, qui les encadrent le reste de la journée.

Le repas est préparé par la maitresse de maison, dans la cuisine attenante à la salle de repas du pavillon d'internat. Le service est fait en fonction de chaque enfant. Quantité et texture sont adaptées le plus possible aux besoins et capacités de l'enfant. Si un enfant ne peut mastiquer, une portion du plat principal est prélevée et mixée.

Au dessert, l'équipe fait en sorte que chaque enfant puisse avoir le choix entre différents goûts ou sortes de laitages. Fruits entiers ou compotes sont également proposés.

L'autonomie de chaque enfant est encouragée. Pour ce faire, grâce à l'intervention de l'ergothérapeute, les enfants peuvent bénéficier d'outils adaptés : couverts adaptés, assiettes avec une base ventouse et/ou un tour pour éviter que le contenu de l'assiette déborde, verre à anse ou à bec, set de table antidérapant…

Toutes ces adaptations permettent de rendre le moment du repas le plus convivial possible. L'ambiance est calme, différente de l'agitation et du bruit pouvant régner dans certains réfectoires d'établissements accueillant des enfants de cet âge.

Cependant, des difficultés persistent pour certains enfants.

Dans le groupe des petits, Teddy refuse de s'alimenter. L'équipe éducative confirme que ce problème est quotidien. Teddy est nourri de façon artificielle. Il est gavé la nuit. La quantité de nutriments reçue de cette façon semble lui suffire, et il ne montre aucun intérêt pour les aliments. De plus, la situation de repas semble l'angoisser. Teddy réclame sa maman et va parfois jusqu'à faire une crise d'hyperventilation.
 Les mêmes difficultés seront observées lors de la participation de Teddy à l'atelier Cric-Crac-Croc.

Yann essaie de manger seul, une cuillère adaptée et un tour d'assiette sont utilisés, pour lui simplifier la tâche. Au moment de l'entrée, Yann s'applique afin de remplir sa cuillère et de la porter à la bouche sans renverser. Puis, il s'arrête à peine la première bouchée avalée et interroge l'éducateur présent à ses côtés : « Qu'est ce que c'est ? » Ce dernier répète l'information déjà donnée : « c'est de la salade de riz ». Yann reporte la cuillère à sa bouche et demande à nouveau « mais qu'est ce que c'est ? ». L'éducateur prend alors conscience que Yann ne peut avoir idée du contenu de la salade de riz, qui a été, comme tous les autres plats mangés par Y., passée au mixeur. La curiosité de l'enfant est satisfaite quand l'éducateur lui détaille le contenu du saladier de l'entrée, que Yann, non-voyant, ne pouvait deviner.

La même salade de riz sera également source de difficultés pour Dimitri, enfant du même groupe. Dimitri va recracher le contenu de chaque cuillerée, qu'il porte lui-même à la bouche.

Il ne perçoit pas visuellement les petits morceaux de grains de riz, qui ont échappé au mixeur, sa vision ne lui permettant pas.

Une fois en bouche, Dimitri perçoit ces petits morceaux. Cela le fait grimacer et il va recracher ce qu'il avait en bouche. Malgré cela, Dimitri va systématiquement, jusqu'à ce que les éducateurs lui retirent son assiette, mettre en bouche puis recracher la salade de riz mixée, dont la texture ne lui convient pas.

Le fait que Dimitri présente une déficience intellectuelle pourrait expliquer ce comportement.

Par la suite, le plat principal, composé de haricots verts et pommes de terre, présenté à Dimitri sous forme de purée lisse ne pose pas de problème, et il en sera de même pour le laitage du dessert.

Pour Charles et Romain, le repas est précédé de l'intervention de l'orthophoniste. Ces deux enfants présentent un bavage qui, grâce aux massages prodigués par l'orthophoniste, a diminué.

3   Les observations au cours de l'atelier

Nos observations se sont portées sur les enfants présents chaque lundi à l'atelier. La présence épisodique de Yann, n'a pas permis de noter assez précisément son comportement et son évolution au sein de l'atelier.

En novembre 2007, Victor est intégré au groupe Cric-Crac-Croc de l'IME. Il avait cependant participé à un atelier du même type au sein de SAFEP de Loos.
Il accepte sans problème les stimulations tactiles au niveau des mains. Toucher son visage est plus difficile. Il tourne la tête, cherche à attraper les mains de l'adulte, mais garde cependant le sourire. A ce stade, la bouche de Victor est inaccessible.

Au fur et à mesure des semaines, Victor semble se détendre. Il vient avec entrain autour de la table pour participer à l'atelier. C'est en observant son comportement qu'il a été décidé de garder identiques les binômes enfant-adulte à chaque séance. En effet, Victor se dirige toujours vers le même adulte et semble accepter plus facilement les stimulations quand l'adulte qui les lui propose est celui de la semaine précédente.

Victor s'est habitué peu à peu aux sensations que nous lui proposions. Il accepte que l'on touche son visage. Il porte à sa bouche la petite brosse à dents.

Le groupe d'internat sait que Victor n'accepte qu'une seule sorte de yaourt. C'est dans celui-ci que l'on commence à tremper la brosse. Il accepte toujours la brosse à dents, et prend plaisir à la lécher pour ramasser le yaourt.

On décide alors de présenter à Victor son yaourt dans un gobelet en plastique. Il a été observé que Victor est davantage sensible au contenant du yaourt, il reconnait en effet le pot de son dessert préféré. L'idée fonctionne : Victor, après s'être habitué au gobelet plastique, accepte de goûter le fromage blanc ou la compote que l'on y a versé.

Victor s'habitue à lécher compote, yaourt et autres aliments sur la brosse à dents.

Deux mois après, on lui présente un biscuit sec coupé en bâton que l'on trempe dans son yaourt. Alors qu'il le jette quand on lui présente « nature », Victor accepte le contact sur ses lèvres du biscuit recouvert de yaourt. Il sort même la langue pour le lécher, un peu surpris de découvrir le biscuit, il retente pourtant l'expérience.

La première fois qu'un petit morceau de biscuit se détache, il le recrache. Puis, la séance suivante, il renouvelle l'expérience et ramasse avec la langue les miettes de biscuits collées à ses lèvres.

Cependant, Victor fait bien la différence entre la brosse à dents et les aliments. Il jette les biscuits, les bonbons quand on les lui propose.

L'équipe note que Victor accepte de plus en plus de nouvelles saveurs et que le brossage des dents pose moins de problème.

Dimitri a déjà bénéficié de l'atelier Cric-Crac-Croc pendant l'année 2006-2007. Néanmoins, à la reprise de l'atelier en novembre 2007, il monte encore beaucoup de méfiance quand on veut lui toucher le visage. Selon les séances, le comportement de Dimitri est différent. Il peut très bien tolérer l'utilisation d'une brosse, d'un pinceau et rire aux éclats quand on lui approche du visage et ne rien accepter la semaine suivante. Il s'oppose et en fait une sorte de jeu. Il tourne la tête et rit.

Il ne tolère la brosse à dents que sur des parties du visage éloignées de sa bouche. Grand amateur de compote, il n'accepte cependant pas de lécher la brosse à dent trempée dans cet aliment.

Un échange avec une éducatrice assistant au repas de Dimitri régulièrement, nous informe que Dimitri adore la mayonnaise. C'est ainsi, qu'à la séance suivante, nous décidons d'utiliser un biscuit apéritif. Afin que Dimitri l'accepte plus facilement, le biscuit est utilisé pour les stimulations sur les mains et le visage. Cela ne pose pas de problème à Dimitri qui prend plaisir à tenir le biscuit à pleine main, et à réaliser en co-action les comptines.

Ensuite, le biscuit est trempé dans de la mayonnaise. L'idée semble plaire à Dimitri qui va, à plusieurs reprises et avec beaucoup d'enthousiasme, porter le biscuit à sa bouche pour lécher le condiment qu'il savoure en riant. Le biscuit ramolli par la mayonnaise s'émiette légèrement. Dimitri ne cherche pas à ramasser les miettes collées à ses lèvres, mais elles ne semblent pas non plus le gêner davantage. Quand l'adulte essaie de placer le biscuit entre les molaires, Dimitri n'accepte plus la stimulation. Il tient fermement la main de l'adulte, afin que le biscuit reste juste entre ses incisives.

On note pourtant que Dimitri est sensible aux encouragements. Il aime qu'on l'applaudisse et observe ce que fait Victor quand un adulte lui fait des compliments. Il semble alors motivé et s'intéresse davantage à ce que l'adulte peut lui proposer à cet instant.

Dans le groupe d'internat, les éducateurs notent les mêmes fluctuations au niveau de ce que Dimitri peut accepter comme nourriture. Son attitude à table est également changeante. Il peut se montrer autonome et propre, puis la semaine suivante, mettre les mains dans son assiette et ne pas manger seul.

Teddy ne participe pas aussi régulièrement à l'atelier Cric-Crac-Croc. Etant donné qu'il supporte difficilement la séparation avec sa maman chaque matin, il arrive à l'IME angoissé. L'atelier n'est donc pas l'activité qui peut rassurer Teddy à ce moment, car l'enfant se montre très réticent face aux stimulations tactiles et ne s'intéresse pas aux aliments. La nourriture ne l'attire pas, cela s'explique par le fait qu'il vient d'être gavé pendant la nuit.

Notre présence lors du repas et pendant l'atelier Cric-Crac-Croc a permis d'obtenir des données qualitatives. Les difficultés rencontrées, les moyens mis en œuvre pour y remédier, les interactions entre adultes et enfants ont pu être observés.

Cependant, le temps de présence réduit au sein de l'établissement (une journée par semaine) n'a pas rendu possible une étude détaillée de chaque groupe. En effet, les enfants sont répartis en onze groupes d'internat. Etre attentif à chaque enfant aurait nécessité des périodes d'observations plus longues ou un nombre d'observateurs plus important

Le choix de l'élaboration d'un questionnaire a été fait, afin de vérifier si les constations effectuées pouvaient être généralisées à l'ensemble des groupes d'internats.

Le public visé par le questionnaire est l'équipe éducative qui, intervenant lors du repas nous a semblé la plus à même de nous renseigner sur le comportement des enfants.

CHAPITRE 4 : RECUEIL ET ANALYSE DE DONNEES

1   Elaboration du questionnaire

Les observations lors des repas ne permettant pas d'obtenir des données quantitatives à propos des troubles de l'oralité alimentaire, la distribution d'un questionnaire à ce sujet semblait pouvoir nous aider à évaluer l'importance et la fréquence de ces troubles au sein de l'IME. Cela nous a permis également d'avoir un aperçu des connaissances dont dispose l'équipe et d'où proviennent celles-ci.

L'élaboration du livret, objectif final du mémoire, correspond-t-il bien à un besoin de l'équipe et l'intérêt observé chez celle-ci lors de nos interventions est-il partagé par tout le personnel de la structure a également sont des questions que nous nous sommes posées. Elles ont donc été intégrées dans le questionnaire.

Les éducateurs rencontrés lors des repas ont encouragé la distribution d'un tel questionnaire, tout en nous rappelant que les équipes ne disposaient que de très peu de temps afin de satisfaire une telle demande.

C'est suite à cet échange et à ces recommandations que la décision a été prise de proposer un questionnaire contenant des questions fermées, ne demandant qu'une réponse « oui-non » ou à choix multiples, un éventail de réponses étant proposé, tout en laissant la possibilité d'apporter des réponses personnelles dans la rubrique « autres ».
Ce type de questions permet de réduire le temps nécessaire pour remplir le questionnaire et facilite également le comptage des réponses obtenues.
Nous avons pris soin d'indiquer, dans la lettre accompagnant le questionnaire, que celui-ci ne contenait que ce type de questions, afin d'inciter les équipes à y répondre.

2   Les modalités de distribution

Nous avons fait le choix de distribuer le questionnaire uniquement au sein de l'établissement. Cette démarche a permis de rencontrer personnellement chaque équipe. Cette rencontre a été l'occasion de présenter le projet à certains éducateurs que nous n'avions pas rencontrés lors du repas ou de l'atelier. Les objectifs et les modalités de l'enquête expliqués oralement sont rappelés dans la lettre jointe au questionnaire.

La présence de questions sur l'atelier Cric-Crac-Croc mis en place dans l'IME a limité à ce lieu la distribution des questionnaires.

Cependant, cela a permis une implication des équipes. En effet, tous les questionnaires nous ont été retournés. Lors d'un passage dans les groupes d'internat, une équipe a signalé la perte du questionnaire. A la demande de celle-ci, un questionnaire vierge leur a été rendu.

Le fait de ne donner qu'un questionnaire par équipe a permis des échanges entre professionnels. La demande de réponses communes, et non pas individuelles, a   nécessité une concertation entre les différents intervenants.

Le questionnaire réalisé, ainsi que la lettre qui l'accompagnait, sont présentés en annexe.

3   Résultats et analyse

Les onze questionnaires distribués ont été retournés, remplis et exploitables.
Par le biais de ces questionnaires, il ne s'agissait pas de mener une étude statistique dont les résultats seraient généralisables en dehors de l'IME. L'objectif était d'obtenir des données chiffrées, ayant une valeur indicative.

3.1   Tableau quantitatif par question

Avez-vous repéré des troubles alimentaires chez certains enfants dans le groupe que vous encadrez ?

	Effectif	Pourcentage
OUI	**11**	100%
NON	0	0%

Si oui, de quel(s) type(s) ?

	Effectif	Pourcentage
Refus de s'alimenter ou de boire	4	36,36%
Refus des morceaux	6	54,55%
Difficultés à mastiquer	**10**	90,90%
Fermeture de bouche difficile	7	63,64%
Bavage	9	81,82%
Régurgitations	6	54,55%
Réflexe nauséeux	7	63,64%
Fausses routes, étouffements avec les liquides	6	54,55%
Fausses routes, étouffements avec les solides	8	72,72%
N'avale pas, garde en bouche	6	54,55%
Lenteur	8	72,72%
Précipitation	**10**	90,90%
Troubles du comportement alimentaire	5	45,45%
Autres	2	18,18%

Les propositions de troubles ont été formulées d'après nos propres observations lors du repas. Tous les problèmes sont repérés au moins par une équipe.

Dans aucun questionnaire, la totalité des propositions n'est cochée.

Les troubles les plus fréquemment repérés sont les difficultés à mastiquer et la précipitation lors du repas.

Une équipe ayant coché la réponse « refuse de s'alimenter ou de boire » précise que le refus concerne l'eau sans sucre. Cette même équipe ajoute également à la proposition « troubles du comportement alimentaire » que cela concerne un enfant qui « mange de tout (produits d'entretien, terre… »

Deux équipes signalent d'autres difficultés observées qui sont notées ainsi :

-« L'enfant tête »

-« Hyperphagie »

<u>Rencontrez-vous des difficultés lors du brossage des dents avec certains enfants ?</u>

	Effectif	Pourcentage
OUI	**10**	90,91%
NON	0	0%
Absence de réponse	1	9,09%

Un groupe n'apporte pas de réponse à cette question. Nous émettons l'hypothèse que cette équipe n'est pas présente lors de ce moment d'hygiène.

<u>Disposez-vous d'informations pour expliquer les causes de ces troubles ?</u>

	Effectif	Pourcentage
OUI	6	54,55%
NON	6	54,55%

L'effectif total est de douze car une équipe a coché OUI et NON en précisant que cela dépendait des enfants.

<u>Disposez-vous d'informations pour repérer ces troubles ?</u>

	Effectif	Pourcentage

113

OUI	6	54,55%
NON	5	45,45%

Disposez-vous d'informations pour faire face à ces troubles ?

	Effectif	Pourcentage
OUI	7	63,64%
NON	5	45,45%

L'effectif total est supérieur à onze pour la même raison qu'à la question concernant l'explication des troubles. La même équipe a en effet coché OUI et NON.

D'où proviennent les informations reçues ?

	Effectif	Pourcentage
Formation initiale	2	18,18%
Formation concernant les troubles de l'alimentation	**6**	**54,55%**
Recherche personnelle	3	27,27%
Autres	3	27,27%

Les trois équipes qui ont évoqué une autre source d'informations spécifient que celle-ci est en lien avec l'orthophoniste :
-« contacts et travail en relation avec l'orthophoniste de l'IME »
-« travail avec l'orthophoniste »
-« conseils de la part de l'orthophoniste qui se déplace dans les groupes d'internat à notre demande ».

Il semble exister un manque au niveau de la formation initiale, comblé par certaines équipes par la prise d'informations auprès d'une orthophoniste ou lors d'une formation spécifique.

Connaissez-vous les ateliers Cric -Crac -Croc ?

	Effectif	Pourcentage
OUI	**8**	**72,73%**
NON	3	27,27 %

De quelles informations disposez-vous à son sujet?

	Effectif	Pourcentage
Les enfants pouvant en bénéficier	6	54,55%
Les objectifs de l'atelier	7	**63,64%**
Les moyens utilisés	6	54,55%
Autres	0	0%

Toutes les équipes ayant connaissance de l'atelier Cric-Crac-Croc ont répondu disposer au moins d'un des types d'informations. On peut penser que ces équipes connaissant l'atelier peuvent, en cas de besoin, contacter l'orthophoniste de l'IME afin d'obtenir les compléments d'informations dont elles voudraient bénéficier.

Animez-vous (ou avez-vous animé) un atelier de ce type ?

	Effectif	Pourcentage
OUI	**6**	**54,55%**
NON	5	45,45%

Quelles informations aimeriez-vous voir apparaître dans un livret concernant les troubles alimentaires des enfants accueillis au sein de l'IME ?

	Effectif	Pourcentage
Développement des fonctions alimentaires chez le jeune enfant	9	81,82%
Anatomie de la sphère oro-faciale	7	63,64%
Les différents troubles des fonctions alimentaires et les causes possibles	**11**	**100%**
Les moyens de prise en charge de ces troubles	**11**	**100%**
Les moyens de prévention pour limiter l'apparition des troubles	9	81,82%
Références et contacts pour obtenir des informations complémentaires	9	81,82%
Autres	2	18,18%

Les deux équipes ayant coché la réponse « autres » évoquent la nécessité d'inclure dans le livret :

-« des exemples concrets, des adaptations possibles en fonctions des enfants »
-« une bibliographie des travaux récents ».

Les différentes propositions faites dans le questionnaire par rapport au contenu du livret correspondent à une première version du plan du document. Ce plan aura été par la suite adapté au vu des réponses fournies par les équipes.

3.2   Conclusion et perspectives

Le questionnaire avait pour objectif de mettre en évidence un besoin d'informations chez les équipes éducatives de l'IME et d'en spécifier la nature.

Grâce à l'enquête effectuée, nous avons un aperçu des renseignements dont dispose le personnel des équipes éducatives de l'établissement et ceux dont ils ont besoin, au sujet des troubles de l'oralité alimentaire. Les échanges avec les équipes lors de la distribution des questionnaires ainsi que le fait de tous les récupérer remplis nous ont confirmé l'hypothèse qu'un document ayant pour thème ces troubles pouvait répondre à un besoin d'information.

Cependant, il pourrait être intéressant de proposer un questionnaire du même type dans d'autres établissements. Obtenir davantage de données ainsi que de nouvelles variables serait possible.
 Les réponses d'éducateurs exerçant dans d'autres IME, dans d'autres types de structures (Institut d'Education Motrice, Centre d'Action Médico-Sociale Précoce…) apporteraient de nouvelles données en quantité plus importante. Cela permettrait de considérer les troubles de l'oralité alimentaire chez des enfants souffrant de pathologies différentes.
Les autres professionnels et les parents seraient également à interroger afin de connaitre leurs besoins et vérifier s'ils différent de ceux des éducateurs.
Une étude statistique plus précise et portant sur davantage de données serait donc envisageable.

Dans le cadre de ce mémoire, les éléments recueillis grâce aux questionnaires distribués ont pu servir de base à l'élaboration du livret.

117

CHAPITRE 5 : LA REALISATION DU LIVRET

Afin de regrouper les informations provenant de la littérature et des observations effectuées au sein de l'IME, nous avons fait le choix de réaliser un livret.

1 Le support

Le support papier est facilement accessible, aussi bien au niveau de la réalisation qu'au niveau de la consultation. Le document peut en effet être relu en toute circonstance et permet une lecture linéaire ou sélective.

Le manque de temps est souvent un facteur important dans les structures accueillant des enfants. Un livret facilement disponible, lors d'un moment calme, est plus pratique et consulté de façon plus aisée qu'un DVD ou un Cd-Rom demandant l'utilisation d'un outil informatique.

Un document sur papier permet également l'ajout de notes personnelles, d'annotations, lors d'observations ou d'un échange entre professionnels. Le lecteur peut ainsi s'approprier le message.

2 Le logiciel

Ayant à disposition, le logiciel Publisher de Microsoft et connaissant ses fonctionnalités, nous avons fait le choix de l'utiliser pour réaliser le livret. Ce logiciel permettant la création de documents professionnels reste accessible et d'utilisation intuitive. La réalisation de brochures peut se faire à partir de modèles proposés qui sont modifiables et ajustables en fonction des besoins.

Cependant, ce logiciel est payant. Afin de rendre plus facile la consultation et la diffusion du document réalisé, il nous a fallu le convertir dans un format standard, plus fréquent et plus accessible. Le format PDF (Portable Document Format) s'est alors imposé. En effet, il préserve les polices, les images, les objets graphiques et la mise en forme de tout document source, quelles que soient l'application et la plate-forme utilisées pour le lire.

Lire un PDF nécessite de télécharger Acrobat Reader, logiciel de visualisation et d'impression des documents PDF. (disponible en téléchargement gratuit à l'adresse suivante www.adobe.com/fr/products/reader)

3   Le format

Le format A4 semble idéal pour assurer une lisibilité maximale, notamment des schémas. De plus, cela a permis de présenter, d'expliquer un trouble et sa prise en charge sur une seule double-page, afin d'en avoir une vision globale.

Un livret de dimensions inférieures nous aurait obligés à réduire la police d'écriture ou à séparer sur plusieurs pages la description et la prise en charge du trouble. Cela aurait augmenté le nombre de pages, au risque d'obtenir un livret trop épais, pouvant rebuter le lecteur.

Dans une brochure de cette taille, le lecteur peut insérer d'autres documents qu'il voudrait garder ensemble.

Ce format permet également de retrouver le document au milieu d'autres papiers. La mise en page horizontale, ou format paysage, est moins fréquente que l'orientation verticale ou portrait, ce qui permet de mettre en valeur le livret, qui peut ainsi se démarquer d'une autre documentation.

Le format portrait permet d'inscrire plus d'informations, mais souvent cela se fait au détriment de la lisibilité. Le texte parait plus dense et incite moins à se plonger dans la lecture du document. Une information est plus facilement retrouvée au sein d'un document, si sa mise en page est aérée.

4   Rendre la lecture plus efficace

Afin de permettre au lecteur de retrouver une information, l'insertion d'un sommaire rend l'utilisation du livret plus aisée. Au sommaire, s'ajoute un système de symboles. La légende détaillée au niveau de la page d'introduction présente les différents pictogrammes utilisés.

Leur utilisation permet de distinguer les différentes rubriques.

Le paragraphe contenant la description et l'explication d'un trouble est précédé d'un livre ouvert : 📖. Cela symbolise l'aspect didactique du texte.

Un œil 👁 attire l'attention du lecteur sur la partie regroupant les signes qui permettent de repérer le trouble décrit.

Deux symboles différents permettent d'identifier les éléments aidant à la prise en charge du trouble. Les exemples d'activités pouvant être proposées à l'enfant sont signalés par une main : ✋. Le pictogramme 🍽 est quant à lui utilisé pour mettre en évidence les adaptations et conseils pouvant faciliter les repas.

Ce panneau du code de la route : ⚠, bien connu de tous, annonce un danger et la conduite à tenir dans cette situation à risque. Il permet d'attirer l'attention du lecteur.

5 Rendre la lecture plus agréable

De nombreux documents et plaquettes d'informations sont proposés aux équipes. La présentation peut alors jouer un rôle sur le choix par le lecteur de notre brochure par rapport à une autre.

Cela passe notamment par la couverture. Cette page est la première que voit le lecteur. Son objectif est donc d'abord l'accroche du regard. S'ajoute à cela, l'apport d'informations quant au contenu du livret.

La présence de couleurs sur la couverture attire l'œil. Cependant, tout en étant vives, elles ne viennent pas cacher les informations concernant le sujet abordé. Les couleurs choisies pour la couverture (vert, orange, bleu) font partie d'une palette de couleurs proposée par le logiciel. Cela permet d'assurer une cohésion au niveau de l'aspect visuel du document. Les couleurs se retrouvent tout au long du livret, au niveau des titres de paragraphes, des symboles et des bordures sur les pages de couverture.

L'illustration de la couverture nous paraissait être un point important pour faire de cette page une composition attrayante. Pourtant, trouver une image à placer en milieu de page s'est avéré difficile. Ne pas masquer le titre du livret mais réussir à en résumer le contenu par une seule illustration semblait peu évident.

Trois icônes, déclinées dans les couleurs utilisées pour le livret, placées sous forme de frise, au dessus du titre agrémentent donc la première page. Notre choix s'est porté sur une bouche pour signifier la zone concernée, une assiette et des couverts pour figurer le moment du repas, et en place centrale, car il représente l'objectif visé : un enfant, bouche grande ouverte, qui prend plaisir à se nourrir.

Pour les parties textuelles du document, la police d'écriture « French Script » a été choisie. Rappelant l'écriture manuscrite, cette police donne au document un aspect plus personnel et moins austère. De plus, cette police est une police dite à empattements. Les empattements sont les petites extensions qui forment la terminaison des caractères. Les polices avec empattements sont plus lisibles sur papier, ces derniers formant une sorte de guide pour l'œil du lecteur. La taille de police est de 24 points, ce qui rend la lecture plus agréable.

Les paragraphes de texte sont séparés par un interligne assez important afin que la lecture ne soit pas trop fatigante et que le balayage visuel soit facilité. Les paragraphes ont été rédigés de façon à ne pas être trop denses en informations. Elles ont d'ailleurs été fractionnées pour qu'un paragraphe n'en contienne qu'un nombre restreint mais suffisant.

Les termes employés pour transmettre ces informations ont aussi été soigneusement choisis. Le vocabulaire utilisé, même s'il se rapporte au domaine bien spécifique qu'est l'oralité alimentaire, est présenté de façon à être compréhensible. Cela passe par des explications brèves mais suffisamment complètes pour que l'information fournie soit la plus fine possible.

6   Rendre le lecteur actif

Il nous a semblé intéressant d'insérer au sein du livret des références de livres pour que le lecteur ait envie de se documenter. Quelques noms d'associations et leurs adresses pour les contacter sur Internet viennent s'ajouter aux références bibliographiques, afin d'encourager les contacts.

Pour que le lecteur puisse être acteur, au moment même de la consultation du livret, il nous a semblé intéressant de mettre à sa disposition deux pages vierges, placées à la fin du livret. Informations concernant un enfant, ajout de conseils ou d'idées suite à des lectures personnelles ou des échanges avec d'autres professionnels ou toute autre chose que le lecteur a envie de consigner dans le document peuvent être notées à cet endroit.

7   Le contenu du livret

Le contenu du livret doit être adapté aux besoins ressentis par les professionnels qui le rédigent et au public visé.

Lors de la rédaction, il faut toujours se garder d'émettre un jugement négatif sur le comportement du public visé. Les formules traduisant des reproches ou des exemples décrivant des attitudes inadaptées sont à éviter. Il faut veiller à respecter le lecteur, qui doit être intéressé par le document, dont il doit pouvoir retirer des éléments concrets.

Cependant, le but n'est pas de fournir des recettes, un programme à suivre et à appliquer à tous les enfants. Les activités décrites ne sont que des pistes, des idées, qu'il convient d'adapter aux besoins et capacités de chaque enfant. C'est avec l'aide de professionnels de santé que les éducateurs pourront y parvenir.

Un livret n'a pas de valeur de formation. Il peut aborder les notions les plus importantes afin que le lecteur puisse accéder à une compréhension du trouble et posséder un vocabulaire de base nécessaire à des recherches ultérieures. Ce type de communication permet une sensibilisation du public visé et peut aboutir à l'engagement volontaire dans une formation. En effet, grâce au livret, le professionnel aura une connaissance de la nature du problème ainsi qu'une idée de ce qu'une formation abordant ce sujet peut apporter.

Le document ne remplace pas une formation humaine, sur le terrain, auprès des enfants. Les gestes décrits dans le livret doivent faire l'objet d'une démonstration. Le livret peut alors avoir une fonction d'aide-mémoire.

En effet, le livret abordant des troubles pouvant entraîner des risques vitaux (fausses routes), il nous semble évident qu'il ne peut être diffusé sans être accompagné d'une information orale de la part d'une orthophoniste ou d'un médecin connaissant l'état de santé de l'enfant concerné. Cet échange pourra permettre de proposer une démonstration des gestes présentés dans le livret et de répondre aux éventuelles questions.

Discussion

Notre travail a abouti à la création d'un livret concernant les troubles de l'oralité alimentaire chez les enfants déficients. Si aujourd'hui le livret est réalisé, notre parcours pour y parvenir ne s'est pas toujours fait sans peine.

1   Le public visé par le document

Réalisé au sein d'un IME, le livret s'adresse au personnel de cet établissement. Cependant, au cours de sa réalisation, il a été évoqué la possibilité d'inclure l'entourage familial des enfants parmi les destinataires de l'information. Cette possibilité a été évoquée est notamment suite à la rencontre de parents assistant à l'atelier Cric-Crac-Croc au sein du SAFEP rattaché à l'IME Compte tenu du temps qui nous était imparti, il ne nous était pas possible d'élaborer, de distribuer puis d'analyser un questionnaire à l'attention des parents. Nous avons donc fait le choix de maintenir comme objectif la rédaction d'un livret à destination des équipes éducatives.

Toutefois, nous avons interrogé à ce sujet les professionnels à qui le document a été présenté. Nous leur avons demandé si, selon eux, ce livret pouvait être accessible à des parents, n'ayant pas de connaissances autres que celles fournies par leur expérience auprès de leur enfant.

2   Les enfants évoqués dans le livret

Nos observations ont été réalisées auprès d'enfants accueillis dans l'IME. Ces enfants ont en commun une déficience visuelle et une déficience intellectuelle, dont les degrés sont variables. Pour certains, s'ajoutent à cela d'autres difficultés qui peuvent être une atteinte motrice, un trouble d'ordre psychologique ou une pathologie organique.

Face à cette diversité de population, il a été fait le choix du terme « enfants déficients ». Volontairement vaste, il permet de regrouper déficience mentale, sensorielle et motrice.

3 La rédaction du livret

3.1 Reprendre les notions de base

Les questionnaires nous ont montré qu'au sein des équipes éducatives les connaissances sur les troubles des fonctions alimentaires étaient variables. Il fallait être attentif à ces différences lors de la rédaction du document et faire en sorte que chacun puisse accéder aux informations, quelles que soient ses connaissances de base.

Il a fallu se mettre à la place de la personne qui découvre le sujet. Pour cela, il a fallu mettre de côté les connaissances acquises grâce aux trois années de formation théorique au sein de l'institut d'orthophonie de Nantes, au cours des lectures d'ouvrages concernant les troubles de l'oralité alimentaire et lors de la journée d'information organisée par l'association « Groupe Miam-Miam ».

3.2 Un effort de concision

Face à la quantité d'informations à faire passer sur le sujet, il a fallu faire un effort de concision. Les informations devaient être le plus facilement compréhensibles, sans pour autant demander trop de lecture.

C'est dans ce but que l'anatomie de la sphère oro-faciale est présentée sous forme d'un schéma. Celui-ci permet de visualiser le déroulement des étapes de la déglutition, décrit sur la page suivant le schéma.

Des schémas permettent d'illustrer certains gestes pouvant être utilisés pour aider l'enfant lors du repas.

3.3 Des explications qui ne peuvent remplacer une démonstration et une formation humaine

Malgré l'utilisation de schémas, certains gestes nécessitent une démonstration par un professionnel formé à la technique. C'est pourquoi les massages permettant la désensibilisation de l'hypernauséeux, ainsi que les gestes comme la manœuvre d'Heimlich ne font pas, dans le livret, l'objet de davantage d'explications.

Le livret est alors un outil d'information, qui peut inciter le lecteur à faire une démarche de formation.

3.4   Se limiter dans les informations fournies

Un livret trop épais ou trop dense risque de rebuter le lecteur. Réduire la quantité d'informations pour chaque type de troubles décrits aurait porté préjudice à la qualité du livret.

Il a alors été préféré de ne pas aborder certains thèmes. C'est ainsi que la prévention des troubles de l'oralité alimentaire n'a pas été traitée dans le document. Les enfants accueillis au sein de l'IME, présentant déjà des troubles et étant âgés de plus de six ans ne peuvent bénéficier d'une telle démarche. Les informations données dans le livret, n'auraient donc pas pu être appuyées par des observations réalisées par nos soins.

Il en est de même pour les troubles du comportement alimentaire d'ordre psychologique.

Les enfants que nous avons observés ne présentent pas de langage oral structuré, mis à part Y., il nous semblait peu évident d'inclure le domaine de l'oralité verbale au sein de notre étude.

4   La déficience visuelle

L'institut dans lequel nos observations ont été réalisées accueille uniquement des enfants présentant une déficience visuelle. Il a été évoqué, lors de la préparation du livret d'aborder cette déficience spécifique et de rechercher d'éventuels liens entre troubles de l'alimentation et déficience visuelle.

Cependant, du fait de la présence d'une déficience visuelle, d'une déficience intellectuelle, et d'expériences désagréables au niveau de la bouche pour ces enfants, à des degrés différents, il nous a semblé préférable de ne pas mettre en avant la déficience visuelle.

Notre décision a été renforcée par l'absence de publications scientifiques mettant en évidence un lien entre les troubles de l'oralité et la déficience visuelle.

Il pourrait être intéressant, par le biais d'observations et d'enquêtes par questionnaire ou entretien, d'essayer de mettre en évidence un tel lien.

Conclusion

Une déficience, qu'elle soit sensorielle, motrice ou intellectuelle peut rendre chacun des gestes de la vie quotidienne plus difficiles à effectuer, que ce soit pour la personne souffrant de cette déficience ou pour l'aidant qui le prend en charge.

Quand c'est le repas qui est source de difficultés et que l'enfant présente des troubles de l'oralité, ce n'est pas seulement le besoin vital qui est concerné. Toutes les dimensions de l'oralité alimentaire sont touchées.

Ces difficultés peuvent avoir des causes multiples. Expliquées par une anomalie organique, fonctionnelle ou par un vécu douloureux, elles peuvent s'exprimer de différentes façons.

Détecter ces troubles, les comprendre et pouvoir les prendre en charge fait partie des préoccupations des équipes éducatives encadrant les enfants. L'enquête réalisée au sein de l'IME de Loos nous l'a montré.

Nous nous sommes donc fixés comme objectif la réalisation d'un livret. Sans traiter de façon exhaustive le vaste domaine des troubles de l'oralité alimentaire, le document réalisé devait fournir les informations principales à ce sujet, et surtout des idées et conseils afin d'aider l'entourage d'enfants présentant ces difficultés.

Destiné au départ à l'entourage éducatif des enfants de l'IME de Loos, celui-ci pourrait être proposé au sein d'autres structures et à un public plus large, désireux de s'informer sur ce sujet. Un des objectifs de la démarche est en effet d'attirer l'attention du lecteur sur ces troubles et de faire naître un besoin plus accru d'information et de formation.

Bibliographie

ABADIE V., CHAMPAGNAT J., FORTIN G. et COULY G. (1999) *Succion-déglutition-ventilation et gènes du développement du tronc cérébral* in Archives de Pédiatrie Volume 6, Issue 10, pp 1043-1047

ABADIE V. (2004) *Troubles de l'oralité du jeune enfant*, in Les troubles de l'oralité alimentaire chez l'enfant, Rééducation orthophonique, n°220, Paris, pp 55-68

BARBIER I. (2002) *Livret Parle-moi* Ortho-Edition, Isberghes

BARBIER I. (2004) *Les troubles de l'oralité du tout-petit et le rôle de l'accompagnement parental*, in Les troubles de l'oralité alimentaire chez l'enfant, Rééducation orthophonique, n°220, Paris ,pp.139-151

BARBIER I. (2004) *L'accompagnement parental à la carte,* Ortho-Editions, Isberghes

BIRCH L.L. et FISCHER J.O. (1998). *Development of eating behaviors among children and adolescents* In Pediatrics 101, 539-549.

BLEECKX D. (2001) *Dysphagie : évaluation et rééducation des troubles de la déglutition,* Editions De Boeck Université, Bruxelles

BLOCH H. , LEQUIEN P. et PROVASI J. (2003) *L'enfant prématuré*, Editions Armand Colin,

BLOT L. and al. (2007) *Orthophoniste et équipe soignante de néonatalogie : partageons nos compétences ! Intérêts et limites du partenariat dans la prise en charge de l'oralité de bébés prématurés : évaluation de l'impact d'un outil de formation aux stimulations oro-faciales auprès des équipes soignantes de néonatalogie du Centre Hospitalier du Mans*
Mémoire d'orthophonie sous la direction de Marie Burban, Sabine Vancoppenolle soutenu à Lille

BOQUIEN A. (2004) *Place de l'oralité chez des grands prématurés réanimés à la naissance : état des lieux à 3 ans 6 mois : enquête auprès de parents*
Mémoire d'orthophonie soutenu à Lille

BOUCHER B. et RIGAL N. (2005) Il mange, un peu, trop, pas assez... : Apprendre à nos enfants à manger avec leurs émotions. Editions Marabout

BULLINGER A. (2004) *Le développement sensori-moteur de l'enfant et ses avatars : un parcours de recherche* Editions Erès

BRIN F. and al. (2004) *Dictionnaire d'orthophonie Orthoéditions, Isbergues*

CHIVA M. (1985) *Le doux et l'amer* Edition PUF, Paris

CHIVA M. (1990) Le goût. L'enfant et les aliments : découvertes, sensations, émotions, culture. Cidil

COUTURE G. EYOUM I., MARTIN F., (1997) *Les fonctions de la face Évaluation et rééducation.* Ortho-Editions, Isbergues

CRUNELLE D. (2004) *Les troubles de déglutition et d'alimentation de l'enfant cérébrolésé* in Les troubles de l'oralité alimentaire chez l'enfant, Rééducation orthophonique, n°220, Paris pp.83-90 .

CRUNELLE D. *Troubles d'alimentation et de déglutition* - DVD PC

DALLA PIAZZA S. (2001) Handicaps et déficiences de l'enfant , De Boeck Université

DENIS E. (2006) "À table, les apprentis mangeurs !" : les troubles de l'oralité et des fonctions alimentaires chez le jeune enfant présentant une pathologie congénitale : analyse spécifique de deux malformations congénitales et propositions de prise en charge
Mémoire d'orthophonie sous la direction de Marie Arnoldi, Valérie Castelain, Pierre Fayoux soutenu à Lille

DESSAIN-GELINET K. (2002) *Difficultés d'alimentation et de déglutition Mise en évidence et prise en charge*, in "Déficiences motrices et situations de handicaps– Edition APF

DOLTO F. (1992) L'Image inconsciente du corps, Le Seuil

GORDON-POMARES C. (2004) *La neurobiologie du trouble de l'oralité alimentaire, in Les troubles de l'oralité alimentaire chez l'enfant*, Rééducation orthophonique, n°220, Paris pp.15-22

HOWIE P.W and al. (1981) *How long should a brest feed last ?* In Early Human Development

LAU C. (2007) *Développement de l'oralité chez le nouveau-né prématuré* In *Archives de Pédiatrie, Volume 14,, Pages S35-S41*

LEDER S.B. (1996) *Gag Reflex and dysphagia* In HeadNeek, Mar-Apr 18(2) pp138-141

LECERF J-M (2006) *Mieux nourrir mon enfant Concilier plaisir, éducation et santé.* Les éditions de l'atelier

LE HEUZEY M-F. (2007) *Comportement alimentaire des nourrissons et jeunes enfants de 0 à 36 mois : comparaison des habitudes des mères.* *Archives de Pédiatrie, Volume 14, Issue 11, pp 1379-1388*

LEROY-MALHERBE V. (2004) *Consultation autour des troubles de la déglutition de l'enfant : de l'analyse physiopathologique au diagnostic* in Les troubles de l'oralité alimentaire chez l'enfant, Rééducation orthophonique, n°220, Paris, pp.69-82

MACFARLAND D. (2006) L'anatomie en orthophonie parole, voix et déglutition Editions Masson

MARTIN F. (Ed.) (1998) *Les fonctions oro-faciales : évaluation, traitements et rééducation.* Actes des 3èmes rencontres d'orthophonie, Paris, hôpital Pitié-Salpêtrière, 12, 13, 14 mars 1998, Isbergues : L'Ortho-Edition, 1998.

MERCIER A. (2004) *La nutrition entérale ou l'oralité troublée* , in Les troubles de l'oralité alimentaire chez l'enfant, Rééducation orthophonique, n°220, Paris pp.31-44

NOWAK A. (2005) *L'orthophonie en néonatalogie : stimulation de l'oralité de l'enfant né prématurément : intervention orthophonique et travail en partenariat*
Mémoire d'orthophonie soutenu à Lille

PEDESPAN L. (2004) *Attachement et prématurité* , in Gynécologie Obstétrique & Fertilité, Volume 32, Issue 9, pp 716-720

PERLMAN A. et SCHULZE-DELRIEU K. (Eds.) (1997) *Deglutition and its disorders : anatomy, physiology, clinical diagnosis, and management.* San Diego : Singular, 1997.

PUECH M. (2004) *Dysoralité : du refus à l'envie* in Les troubles de l'oralité alimentaire chez l'enfant, Rééducation orthophonique, n°220, Paris pp.123-137

RIGAL N. (2000) *La naissance du goût Comment donner aux enfants le plaisir de manger* Agnès Viénot Editions

RIGAL N. (2004) *La construction du goût chez l'enfant* in Les troubles de l'oralité alimentaire chez l'enfant, Rééducation orthophonique, n°220, Paris pp.9-13

SENEZ C. (2002) *Rééducation des troubles de l'alimentation et de la déglutition dans les pathologies d'origine congénitale et les encéphalopathies acquise.s*
Collection Le monde du verbe Edition Solal, ,Marseille

THIBAULT C. (2004) *Les maux à la bouche* Orthomagazine N°54 ; pp.16-19

THIBAULT C. (2007) *Orthophonie et oralité ,la sphère oro-faciale de l'enfant*
Elsevier Masson

THORR-FIXOT B. (1998*) Etude des troubles du comportement alimentaire au décours des nutritions artificielles de l'enfant, A propos de 51 observations*, Thèse de médecine, Nancy I

WILLEMSE A. (2006) *Si petit... mais déjà si compétent ! Observations et facilitations autour de l'oralité du bébé prématuré : création d'un outil d'aide à l'observation, l'évaluation et la prise en charge de l'oralité du bébé prématuré en néonatologie*
Mémoire d'orthophonie sous la direction de Valérie Castelain-Lévêque, Françoise Gottiniaux, soutenu à Lille

WINNICOTT D. (1975) *Jeu et réalité* Editions Gallimard Collection Folio Essais

WOISARD V. (2003) *La réhabilitation de la déglutition chez l'adulte Le point sur la prise en charge fonctionnelle* Collection Le monde du verbe Edition Solal

Annexes

Annexes

Zieba Anne-Céline
554 Ter Rue Jean Jaurès
59860 Bruay sur Escaut
06 83 57 12 79

A l'attention des équipes éducatives de l'IME

Madame, Monsieur

     Actuellement étudiante en quatrième année d'orthophonie, j'effectue mon stage au sein de l'IME. Dans le cadre de mon mémoire de fin d'études, portant sur les troubles de l'oralité et des fonctions alimentaires, j'envisage de réaliser un livret expliquant ces troubles et les solutions de prise en charge pouvant être proposées. Afin de mieux cerner les besoins d'un tel livret, je me permets de vous soumettre à un questionnaire dont les réponses me permettront d'en guider la rédaction. Ce livret contiendra notamment une présentation de l'atelier Cric-Crac-Croc mis en place dans différents groupes.

     Vous remerciant d'avance de l'intérêt que vous porterez à ma démarche, je suis à votre disposition pour d'éventuels renseignements. Je suis présente à l'IME tous les lundis, en salle d'orthophonie, où vous pourrez déposer les questionnaires avant le 29 février 2008.

Mlle ZIEBA Anne-Céline

Questionnaire à l'attention des équipes éducatives de l'IME

1/ Avez-vous repéré des troubles alimentaires chez certains enfants dans le groupe que vous encadrez ?
    Oui
    Non

Si oui, de quel(s) type(s) ?

      Refus de s'alimenter ou de boire
    Refus des morceaux
      Difficultés à mastiquer
      Fermeture de la bouche difficile
      Bavage
      Régurgitations
      Réflexe nauséeux
      Fausses routes, étouffements avec les liquides
      Fausses routes, étouffements avec les solides
      N'avale pas, garde en bouche
      Lenteur
      Précipitation
      Troubles du comportement alimentaire
      Autres :

Rencontrez-vous des difficultés lors du brossage des dents avec certains enfants ?
    Oui
    Non

2/ Disposez-vous d'informations

pour expliquer les causes de ces troubles ?
    Oui
    Non

pour repérer ces troubles ?
    Oui
    Non

pour faire face à ces troubles ?
    Oui
    Non

Si oui, ces informations proviennent

> de votre formation initiale
> d'une formation concernant les troubles de l'alimentation
> d'une recherche personnelle
> Autres :

3/ Connaissez-vous les ateliers Cric -Crac -Croc ?
> Oui
> Non

Si oui, de quelles informations disposez-vous à son sujet?
> Les enfants pouvant en bénéficier
> Les objectifs de l'atelier
> Les moyens utilisés
> Autres :

Animez-vous (ou avez-vous animé) un atelier de ce type ?
> Oui
> Non

4/Quelles informations aimeriez vous voir apparaître dans un livret concernant les troubles alimentaires des enfants accueillis au sein de l'IME

> Développement des fonctions alimentaires chez le jeune enfant
> Anatomie de la sphère oro-faciale
> Les différents troubles des fonctions alimentaires et les causes possibles
> Les moyens de prise en charge de ces troubles
> Les moyens de prévention pour limiter l'apparition des troubles
> Références et contacts pour obtenir des informations complémentaires
> Autres :

Les troubles de l'oralité alimentaire chez les enfants déficients

Perception, repérage et prise en charge des troubles

Livret à l'intention

des équipes éducatives

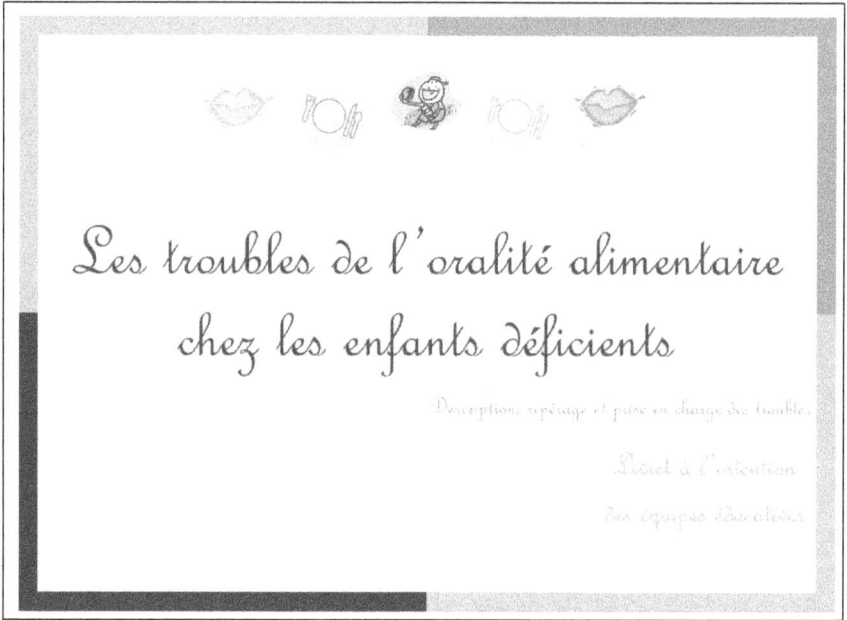

3

« Quand l'appétit va, tout va »,
mais quand , en plus du handicap,
des difficultés lors du repas apparaissent, que faire ?

Dans ce livret, vous trouverez des informations sur l'anatomie de la zone buccale et sur le processus de la déglutition

La description de l'évolution de l'alimentation de l'enfant pourra vous aider à détecter un éventuel retard de développement.

Les différents troubles pouvant être rencontrés seront décrits ainsi que des pistes pour y remédier.

Des références d'ouvrages pour un complément d'informations sont citées à la fin de l'ouvrage.

📖 Ce livre introduit les informations concernant le trouble décrit.

👁 Cet œil interpelle le lecteur sur les signes à repérer pour identifier le trouble décrit.

✋ La main annonce des idées d'activités à proposer en dehors du repas.

🍽 A table ! Idées et conseils pour faciliter les repas.

⚠ Attention, les activités décrites ne sont à proposer qu'après s'être renseigné sur l'état médical de l'enfant auprès du médecin, de l'orthophoniste ou d'un autre professionnel de santé.

4

Qu'est-ce-que l'oralité alimentaire ?

L'oralité est un terme qui regroupe toutes les fonctions orales, c'est-à-dire remplies par la bouche.

Ces fonctions sont la respiration, l'alimentation, l'expression (les cris puis le langage), l'exploration (l'enfant met les objets à la bouche pour les découvrir) .

L'oralité ne se réduit pas à la bouche, elle s'étend au niveau des voies digestives et respiratoires.

On distingue l'oralité alimentaire (manger) et l'oralité verbale (s'exprimer).

Mais ces deux aspects de l'oralité se développent en parallèle.

Le développement de l'oralité va se faire progressivement.

L'oralité primaire, de la naissance à l'âge d'un an, correspond à la période pendant laquelle le bébé tète de façon réflexe.

Avec l'utilisation de la cuillère, le passage à l'oralité secondaire se fait peu à peu. L'enfant va apprendre à mastiquer.

5

Annexes

Carrefour des voies respiratoires et digestives

6

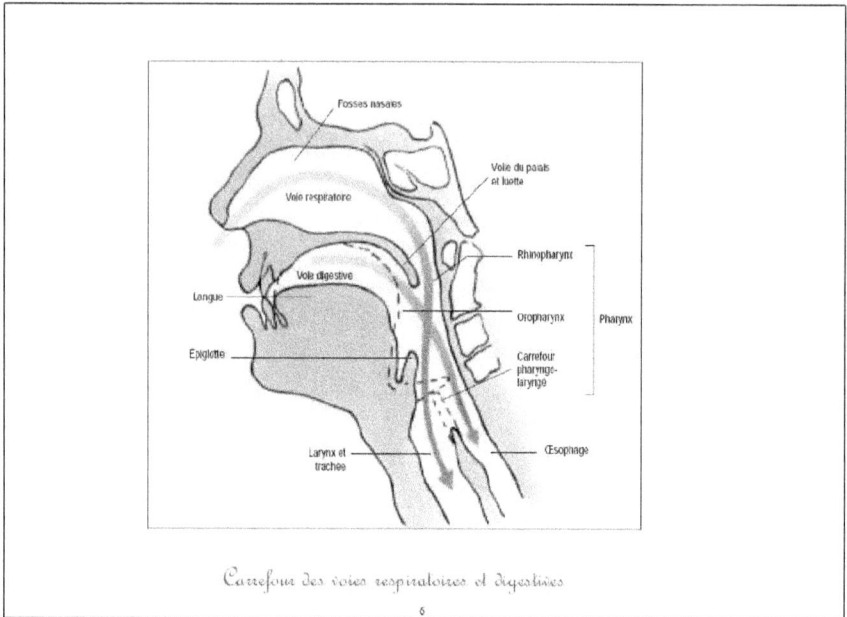

Le déroulement de la déglutition

Les aliments vont passer de la bouche à l'estomac. L'ensemble des mécanismes qui permettent ce passage s'appelle la **déglutition**. Elle se décompose en trois étapes.

1) La phase orale: son déroulement est volontaire. Les aliments sont mâchés et imbibés de salive et forment **le bol alimentaire**. Les lèvres sont fermées, la langue monte, le bol alimentaire est plaqué contre le palais.la partie arrière de la langue recule. Le bol est propulsé vers le pharynx.

2) La phase pharyngée: elle débute par le réflexe de déglutition, le bol alimentaire est propulsé vers l'oesophage. Les voies respiratoires sont protégées par différents mécanismes.

3) La phase oesophagienne: le bol alimentaire parcourt l'oesophage avant d'arriver dans l'estomac. c'est le début de la digestion

142

Annexes

Des étapes à franchir

- De la naissance jusqu'à la fin du 4ᵉ mois, le lait, maternel ou 1ᵉʳ âge est le seul aliment à proposer au bébé.

- De 4 à 6 mois, c'est le début de la diversification.. Le lait reste l'aliment principal mais le bébé découvre de nouveaux aliments qui peuvent lui être donnés à la cuillère. La nourriture devient semi liquide, sous forme de fruits ou légumes, cuits et mixés afin d'obtenir une texture lisse.

- Entre 6 et 9 mois, les premières dents apparaissent, le bébé commence à mâcher les textures mixées, il peut manger des morceaux fondants et découvrir de nouveaux aliments (viande, petites pâtes…)

- De 9 à 12 mois, il va développer peu à peu ses capacités de mastication, même si pour le moment, il malaxe les morceaux mous, plus qu'il ne les mastique. Il veut tenir sa cuillère et sa timbale seul.

- A partir d'un an, l'enfant va commencer à manger des petits morceaux durs. La mastication est acquise mais elle demandera un long apprentissage, jusque l'âge de 6 ans où elle sera de type adulte. Après deux ans, il découvre la fourchette et peut manger proprement.

Les âges donnés servent de repères mais peuvent varier selon les enfants.

8

Des difficultés à repérer

Les étapes vers l'alimentation autonome sont pour certains enfants, plus difficiles à franchir. Des indices peuvent aider à repérer d'éventuelles difficultés. Lors du repas, on sera attentif si un enfant présente certains des comportements suivants:
- Montre un désintérêt pour la nourriture
- Refuse un mode d'alimentation (biberon, cuillère..) ou un type de texture (liquide, moulinée, morceaux…)
- Souffre de nausées ou de vomissements
- Déclenche un réflexe nauséeux à l'introduction en bouche de la cuillère
- Présente une toux ou une mimique grimaçante pendant ou après la prise de liquide ou d'aliments solides
- Ne ferme pas la bouche complètement
- Bave
- Est lent pour s'alimenter
- N'avale pas, garde en bouche les aliments

9

143

Annexes

L'hypersensibilité

📖 L'hypersensibilité peut concerner des enfants qui ont eu peu d'occasions de faire des expériences tactiles ou qui ont subi des soins douloureux. Les enfants nés prématurément, nourris artificiellement sont à risque.

👁 L'hypersensibilité peut être globale ou limitée à la bouche.

Un enfant hypersensible n'aime pas être touché, manipulé, lavé. Les extrémités, pieds et mains sont davantage concernées par ces défenses tactiles. L'enfant ne veut pas toucher la nourriture avec les mains. Marcher pieds nus est désagréable pour lui. Il peut aussi être gêné par certains bruits, odeurs.

L'hypersensibilité buccale peut expliquer qu'un enfant refuse les morceaux, n'accepte que certains aliments à une certaine température.

Le brossage des dents est souvent difficile. La bouche n'est pas source de plaisir et n'est pas utilisée comme outil pour découvrir et explorer les objets.

10

✋ Des activités ludiques peuvent aider l'enfant à s'habituer à de nouvelles sensations. C'est la désensibilisation.

Le corps

Massages, pâte à modeler, peinture à doigts, pots remplis de graines (semoule, riz…), balles de texture différentes et tout support présentant des textures nouvelles peuvent être proposés à l'enfant.

Autour de la bouche

La désensibilisation de la zone buccale se fait:

- De façon ludique
- En dehors des repas
- Toujours dans le même ordre, avec des rituels, pour que l'enfant puisse anticiper
- Avec une progression partant des mains, allant jusqu'au visage, pour arriver à la bouche puis dans la bouche

Brosse à dents, bâtonnets en caoutchouc, objets vibrants peuvent être proposés à l'enfant

Les comptines sont un support idéal pour donner des repères à l'enfant et pour rendre les stimulations plus ludiques. Les parties du corps peuvent être nommées en même temps qu'elles sont touchées. Des massages appuyés avec la main sont souvent mieux acceptés que des effleurements.

11

Des comptines

Le poing

Poing poing poing, ouvre-toi

Poing, poing, poing, ouvre-toi (taper le poing contre la table)

Fais voir tes petits doigts : (déplier le doigt nommé)

"Bonjour dit le pouce

"Bonjour dit l'index.

"Bonjour dit le majeur

"Bonjour dit l'annulaire

"Bonjour dit le petit doigt

Poing, poing, poing, ouvre-toi (taper le poing contre la table)

Ça y est je suis ouvert ! (agiter la main ouverte)

Mes doigts

Le pouce pour sucer

L'index pour montrer

Le majeur, parce qu'il est le plus fort

L'annulaire pour y mettre une bague

Et ce petit coquin là…

Pour le mettre dans l'oreille

Que fait ma main ?

Que fait ma main ?

Elle caresse: doux, doux, doux (une main caresse l'autre main)

Elle pince: ouille, ouille, ouille (une main pince l'autre)

Elle chatouille: guili, guili, guili (une main chatouille l'autre)

Elle gratte : grr, grr, grr (une main gratte l'autre)

Elle frappe: pan, pan, pan (une main tapote l'autre)

Elle danse: hop, hop, hop (la main tourne en l'air)

Et puis…

Elle s'en va (la main est cachée derrière le dos)

12

Le visage

Beau front

Beaux yeux

Nez de cancan

Bouche d'argent

Menton fleuri

Je fais le tour de mon jardin

Je fais le tour de mon jardin (faire le tour du visage)

Bonjour Maman (toucher un sourcil)

Bonjour Papa (toucher l'autre sourcil)

Je descends l'escalier (descendre le doigt le long du nez)

Je m'essuie les pieds sur le paillasson (toucher sous le nez)

Et je ferme la porte à clé ! (toucher les lèvres)

Trop curieux

Tu es vraiment trop curieux

Cache tes yeux !

Bien plus curieux qu'une abeille

Bouche tes oreilles !

Plus curieux qu'un chimpanzé

Pince ton nez !

Et plus curieux qu'une mouche

Ferme ta bouche !

13

145

Annexes

L'hypernauséeux

Le réflexe nauséeux est présent chez tout individu. Il correspond à l'inverse de la déglutition. Il provoque donc un vomissement. Il se déclenche normalement quand on stimule le fond de la bouche ou quand l'organisme détecte, par le goût ou l'odeur une substance dangereuse.

Chez certaines personnes, ce réflexe est plus sensible. Il se déclenche alors que la stimulation n'arrive pas jusqu'au fond de la bouche, ou que l'aliment introduit n'est pas dangereux.

Certains signes peuvent faire penser que l'enfant présente un hypernauséeux:

Le passage du biberon à la cuillère est difficile.
Il n'accepte qu'une alimentation moulinée.
Il ne tolère pas les variations de température.
Il n'accepte que certains aliments.
Il refuse certains aliments selon des critères tels que la couleur, le contenant…
Il refuse et recrache les morceaux ou les garde en bouche sans oser les avaler.

Quand il trouve en bouche un morceau qu'il n'avait pas vu, il peut parfois vomir la totalité du repas, surtout quand le morceau était mêlé dans une alimentation mixée.
Il devient de plus en plus difficile et refuse des aliments qu'il acceptait auparavant.
Les repas ne sont plus des moments de plaisir.

Il ne porte pas les objets à la bouche.
Il se débat quand on nettoie son visage.
Il refuse le brossage des dents.

14

Si certains de ces signes sont observés, l'orthophoniste peut effectuer un petit test pour confirmer cet hypernauséeux et évaluer son importance. Il suffit de faire un massage rapide et énergique sur le dos de la langue avec le doigt et de vérifier si l'enfant manifeste une réaction de dégoût, s'il a un haut-le-cœur…

Hypernauséeux et hypersensibilité des extrémités ou buccale sont souvent associés.

Des massages à réaliser sept à huit fois par jour dans la bouche de l'enfant sont dans la plupart des cas atténuer ce problème. Guidé par l'orthophoniste, l'entourage proche de l'enfant peut proposer ces massages dont l'amplitude augmentera progressivement. Ils seront accompagnés d'une routine, comptine ou petite histoire.

En plus des massages, on pourra proposer à l'enfant les mêmes stimulations qu'en cas d'hypersensibilité.

Le repas des enfants souffrant d'une hypersensibilité ou (/ et) d'un hypernauséeux doit rester un moment de plaisir et permettre un apport alimentaire suffisant. On respectera donc le plus possible les goûts, la température, les textures tolérés par chaque enfant. On choisira également une cuillère en plastique souple moins agressive que le métal.

15

146

La fermeture de la bouche et le bavage

Des anomalies morphologiques ou des troubles de la motricité peuvent expliquer qu'un enfant ne peut ou ne sait pas fermer la bouche. Cela gêne la préhension des aliments par les lèvres sur la cuillère, la boisson au verre et peut entraîner un bavage.

Le bavage peut aussi être expliqué par une absence ou un trouble de la déglutition de la salive, une hyposensibilité intra-buccale ou plus rarement un excès de salive (hypersialorrhée).

Le bavage peut avoir des conséquences: inconfort, retentissement social, lésions cutanées, fausses routes salivaires.

On va donc essayer de faire diminuer ce bavage.

Fermer la bouche de l'enfant sans rien lui demander de volontaire. Exercer une pression sur la lèvre supérieure ou relever la lèvre inférieure. Pour obtenir un mouvement, il est parfois utile d'y opposer une force contraire. Faire pression sur le menton avec l'index pour abaisser la mâchoire inférieure, relâcher la pression, la mandibule fera le trajet inverse et la bouche se fermera naturellement.

Pour que cela devienne un automatisme chez l'enfant, il faut effectuer ces gestes plusieurs fois par jour, à un moment où l'enfant porte son attention sur une autre activité (bain, jeux...)

16

Rendre les lèvres plus toniques va permettre d'obtenir une fermeture de bouche plus efficace. Des massages, par vibration ou avec de la glace ainsi que des exercices volontaires peuvent augmenter le tonus des lèvres.

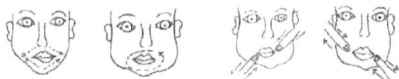

Les instruments à vent peuvent inciter l'enfant à serrer les lèvres.

Les enfants ayant la bouche entrouverte en permanence ont une respiration buccale.
Pour respirer par le nez, il faut que celui-ci ne soit pas encombré. Il faut penser à le vérifier.
Faire s'envoler des plumes, des bouts de papier, faire des ronds de buée, souffler dans une flûte... avec le nez, voilà quelques idées pour que l'enfant prenne conscience du souffle nasal.

L'enfant peut baver car il ne sent pas ce qui se passe autour et dans sa bouche, on parle d'hyposensibilité buccale. Des massages par effleurements, lents avec des glaçons, des sensations contrastées peuvent aider l'enfant.
Cette hyposensibilité diminuant le nombre de déglutitions automatiques, il faut inciter l'enfant à avaler sa salive, le faire bruyamment soi-même devant lui peut l'aider à en prendre conscience.

L'hyposensibilité gêne l'enfant qui ne sent pas si son menton est mouillé ou non. Avec des bracelets en éponge pour joueurs de tennis, il pourra prendre l'habitude de s'essuyer seul le menton.

17

147

🍽 Lors du repas, l'enfant va être gêné pour ramasser le contenu de la cuillère. Il va essayer de maintenir ses mouvements de succion. On peut grâce à certains gestes l'aider à fermer la bouche et à limiter les mouvements d'avancée de la langue.

La cuillère

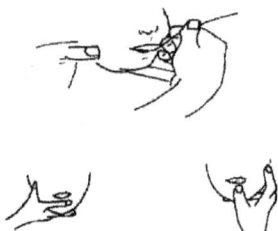

- Pour nourrir un enfant, se placer en face de lui, de façon à ce que la cuillère arrive du haut, permet de maintenir la tête en bonne position.
- on présente la cuillère horizontalement, on l'introduit complètement dans la bouche.
- On appuie franchement sur la langue avec la cuillère, pour empêcher la langue d'avancer.
- On aide manuellement à fermer les lèvres si besoin
- On retire la cuillère.

Il ne faut pas laisser l'enfant avec la bouche ouverte.
On ne vide pas la cuillère dans la bouche.

18

Le verre

Un enfant qui ne ferme pas la bouche, va avoir des difficultés à boire au verre. On va pouvoir l'y aider en prenant soin de ne pas vider le verre dans la bouche, de ne pas enfoncer le verre entre les dents ou sur la langue. Il ne faut pas laisser l'enfant avaler bouche ouverte. Pour éviter que l'enfant ait besoin de renverser la tête pour boire, on peut utiliser un gobelet en plastique échancré, pour que le nez ne bute pas contre le verre.

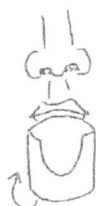 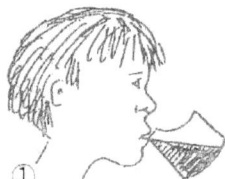

- La tête est légèrement penchée en avant.
- On remplit le verre à moitié.
- On ferme, si besoin, la bouche de l'enfant.
- On pose le verre sur la lèvre inférieure.
- On amène doucement le liquide au contact de la lèvre supérieure.
- On attend que l'enfant aspire, cela peut parfois prendre un temps assez long chez certains.

Face   Profil

① Contrôle de la flexion tête-cou
② Contrôle de la fermeture
du maxillaire

19

Les difficultés de mastication

Avec la diversification alimentaire, l'introduction des morceaux va demander à l'enfant une adaptation. Il va devoir passer de la succion, qui était un réflexe, à la mastication. Il va devoir apprendre à mâcher.

Des difficultés à mastiquer peuvent provenir d'une mobilité perturbée au niveau de la langue ou des mâchoires.

Pour savoir si l'enfant mastique correctement, on peut faire ce petit test.

On introduit une mouillette de pain ou un morceau de biscuit entre la joue et les molaires au niveau de la mâchoire inférieure. On observe alors le travail de la pointe de langue:

- Si elle reste en position médiane en faisant des mouvements d'avant en arrière, l'enfant ne mâche pas, il avale les morceaux, grâce à un mouvement de succion.
- Si elle se dirige vers le morceau de biscuit, c'est bon signe. On refait la même chose en introduisant le morceau de l'autre côté afin de vérifier s'il existe un côté préférentiel.

Ensuite on introduit le morceau de biscuit sur le bout de la langue, au milieu, et on observe le travail de la langue:

- Si elle se contente de plaquer le morceau au palais, c'est signe de mouvements de succion mais pas de mastication.
- Si elle est capable d'envoyer le morceau sous les molaires, c'est bon signe.

20

La mastication peut être stimulée grâce aux brosses à dents spéciales bébé que l'on place entre les molaires de l'enfant en l'incitant à mordre. On peut les tremper dans de la compote, de la pâte à tartiner, du fromage fondu, selon les goûts de l'enfant, cela peut le motiver. Cela permet également de faire le lien avec la nourriture.

La seconde étape consiste à présenter à l'enfant des aliments coupés en bâtonnets et à les placer entre les molaires. On peut proposer des petits beurres, des grissins, des biscuits apéritifs... Des textures qui croustillent et qui vont faire du bruit quand on les mâche motivent l'enfant. Ces textures ont aussi l'avantage de fondre assez rapidement avec la salive ce qui va éviter que l'enfant avale un morceau de travers.

On peut ensuite varier les goûts et les textures en fonction des goûts et capacités de l'enfant.

Il est possible de travailler avec l'enfant la mobilité de la langue grâce à des petits exercices, toujours sous forme de jeux. Lécher, tirer la langue, faire monter et descendre la pointe de la langue, la faire aller sur les côtés... On peut, en fonction de la compréhension de l'enfant, faire effectuer ces mouvements sur ordre, sur imitation, ou face au miroir.

Si l'enfant ne peut réaliser ces exercices, on peut améliorer le tonus de la langue par un travail passif. On réalise alors des massages, sous forme de pressions appuyées sur la langue.

Lors du repas, il faut adapter la texture des aliments aux capacités de mastication de l'enfant. (mixé, écrasé, en petits morceaux...) On peut éventuellement proposer quelques morceaux en début de repas, puis mixer le reste du repas. Un enfant qui a faim va parfois être plus motivé pour mastiquer.

21

Les fausses routes

Les fausses routes correspondent à un mauvais trajet des aliments, qui passent vers les voies aériennes et non pas seulement dans l'oesophage. Cela nous arrive tous, quand nous avalons de travers. Mais des troubles de la posture ou une mauvaise préparation du bol lors de la mastication augmentent le nombre de fausses routes. Elles sont alors trop fréquentes, et des risques de séquelles existent. (infections pulmonaires, étouffements...).

Les fausses routes doivent donc impérativement être repérées. N'hésitez pas à prévenir l'orthophoniste ou le médecin quand vous pensez qu'un enfant en présente.

Une radio-cinéma de déglutition, réalisée en milieu hospitalier peut confirmer ces troubles.

Pour les repérer, il faut savoir qu'il existe deux types de fausses routes.

Les fausses routes directes ont lieu au moment de la prise alimentaire. Elles se font avec ou sans toux.

Elles peuvent aussi être indirectes, c'est-à-dire à distance du repas, l'enfant avale de travers des aliments qui stagnaient au bord du pharynx.

Il faut penser à des fausses routes quand un enfant présente des signes d'appel tels que:

-il tousse

-son visage se fige, devient grimaçant

-des mouvements parasites (spasticité, athétose) apparaissent.

-des signes d'étouffements:
  *peau et lèvres changent de couleur
  *les rythmes cardiaque et respiratoire accélèrent

22

On peut agir sur certains points pour limiter les fausses routes.

Maintenir la tête légèrement inclinée par rapport au tronc.

Amener la cuillère par le bas, pour éviter que l'enfant lève la tête.

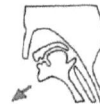

Si les fausses routes semblent être liées au fait que l'enfant avale des morceaux sans les mâcher, il faudra adapter la texture des aliments proposés, en les mixant ou en les écrasant en purée. Cela dépend des capacités à mastiquer de l'enfant. On veillera à mixer séparément les différents aliments afin de conserver le plaisir gustatif du repas.

Parfois, ce sont les liquides qui vont provoquer des fausses routes. Des épaississants ou de l'eau gélifiée peuvent être proposées dans certains cas pour compléter l'hydratation.

Des difficultés d'attention peuvent augmenter la survenue des fausses routes. Le bruit et l'agitation du réfectoire gênent parfois l'enfant. Un repas donné au calme, en individuel, peut alors être préférable, ce qui n'empêche pas de rejoindre ensuite le groupe, pour profiter de l'aspect social du repas.

En dehors du repas, un entraînement de la mastication peut être proposé.

Il est important d'être formé aux gestes qui sauvent (manœuvre de Heimlich) et de pouvoir contacter les secours rapidement.

23

Annexes

Du matériel

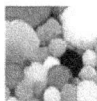

Pompons

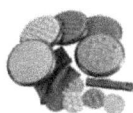

Plaques tactiles

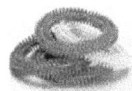

Anneaux tactiles

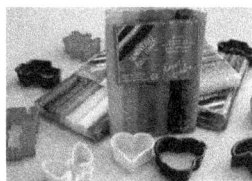

Pâte à modeler

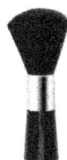

Pinceau à maquillage

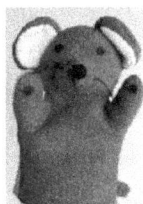

Gant de toilette fantaisie

24

Biscuit sec

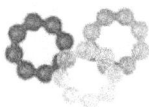

Anneaux de dentition réfrigérants

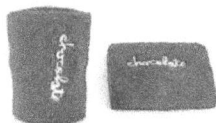

Bracelets éponge

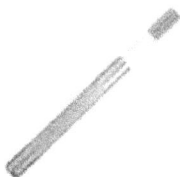

Brosse à dents vibrante

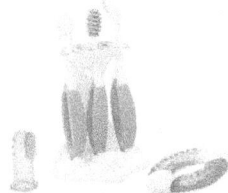

Brosses à dents Spéciale Bébé

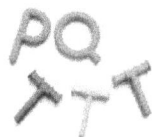

Chewy Tubes

25

151

Des références utiles

L'accompagnement parental à la carte , écrit par Isabelle Barbier, contient un Cd-Rom pour imprimer des fiches d'activités
publié chez Ortho-édition.

Comment éveiller votre bébé de 0 à 3 ans , ce livre très pratique fourmille d'astuces, de jeux et de comptines adaptés aux différents stades de la croissance de bébé, chez Flammarion ,Isabelle Barbier

Mieux nourrir mon enfant, concilier plaisir, éducation et santé, écrit par le Docteur Jean-Michel Lecerf, Cet ouvrage apporte des idées et des conseils pour réussir une éducation alimentaire et pour adapter l'alimentation au goût et aux particularités de l'enfant.

Les illustrations du livret sont tirées de:
-L'accompagnement parental à la carte d'Isabelle Barbier
-Rééducation des troubles de l'alimentation et de la déglutition de C. Senez

26

Des contacts

Groupe Miam Miam
Groupe de travail parents-soignants sur les troubles de l'oralité alimentaire
www.groupe-miam-miam.fr

Réseau Lucioles
Association créée par des parents et soutenue par des professionnels dont le but est de contribuer à améliorer la situation des personnes ayant un handicap mental sévère. La rubrique « Soins et santé » du site Internet contient des conseils sur l'alimentation, l'hydratation et les pertes salivaires.
www.reseau-lucioles.org

Hop'Toys
Hop'Toys propose une sélection de jeux et de jouets éducatifs et ludiques adaptés aux besoins des enfants handicapés. Un large éventail de matériel pour la stimulation sensorielle et l'adaptation lors des repas y est disponible.

27

Annexes

Notes personnelles

28

29

153

Annexes

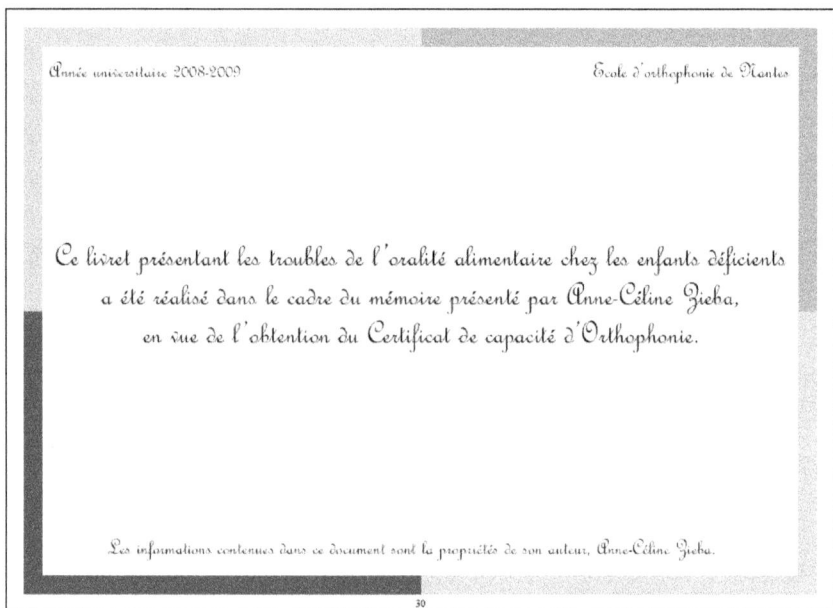

Ce livret présentant les troubles de l'oralité alimentaire chez les enfants déficients a été réalisé dans le cadre du mémoire présenté par Anne-Céline Zieba, en vue de l'obtention du Certificat de capacité d'Orthophonie.

30

RESUME

Il s'agit, dans cet ouvrage, d'aider à la compréhension, au repérage et à la prise en charge des troubles de l'oralité alimentaire, chez les enfants porteurs de déficiences physiques, sensorielles ou mentales. La distribution d'un questionnaire de ces troubles ainsi que des observations réalisées pendant les repas et les prises en charge au sein d'un institut médico-éducatif, ont servi de base à la réalisation d'un livret. Le livret créé est un support qui peut venir compléter une information apportée par des professionnels à l'entourage d'un enfant porteur de troubles des fonctions alimentaires.

MOTS-CLES

Orthophonie
Enfant
Déficience
Oralité
Fonctions alimentaires
Information
Prise en charge

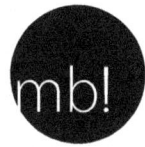

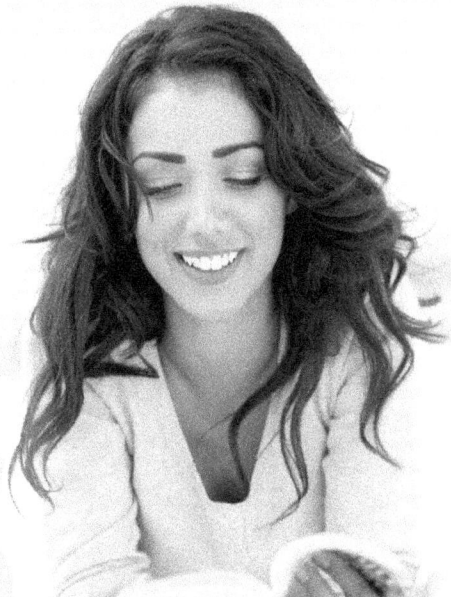

www.ingramcontent.com/pod-product-compliance
Lightning Source LLC
Chambersburg PA
CBHW021058210326

41598CB00016B/1249